妊娠できる体は食から

30代からの妊活食

管理栄養士
岡田明子 著

山王病院院長
堤 治 監修

KADOKAWA

目次

ブックデザイン 林 陽子（Sparrow Design）
イラスト ふるや ますみ

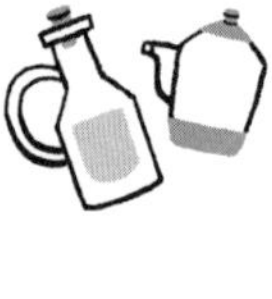

1章

食を抜きにして、
“妊娠力”は語れない！

ベストな妊活年齢は、20代半ば！　だけど…

「妊活」という言葉が使われるようになって数年がたちますが、妊娠したいという女性たちの状況は、あまり改善されたとはいえません。私はもともと、28歳の時の自分のダイエット経験（なんと13kgも落としました！）を生かして、痩せたい方にアドバイスすることが多かったのですが、そんなクライアントさんたちも妊娠適齢期になり、気付けば妊活の食事相談も増えてきました。

また、ここ数年で〝どんなに見た目が若く見えても卵子は若返らない〟という〝卵子老化〟が叫ばれるようになったことも、30代、40代の女性が「私ってもしかしたら不妊症かも？」と皆さんが心配するようになった大きな要因かなと思います。

確かに若い方が妊孕《にんよう》率（妊娠する確率）は高いですし（不妊の原因は女性側に

あると思われがちですが、若い方がいいのは男性も女性も一緒。婦人科のドクターによれば、男女共に生殖の最適年齢は20代前半なのだとか！）、流産率は年齢とともに上がる一方。実際に私も、30代半ばで「そろそろ子供でも」と思い始めた時、「でも、この年齢で大丈夫なんだろうか？」と不安に思ったのを覚えています。私は今でこそ健康そのものですが、若い頃は激しいダイエットで生理が不調になった経験も、生理が止まってしまった経験すらありましたから。

その後、健康な体があっても痩せなければ意味がないと思い、「食べてキレイに痩せる」ダイエットメソッドを確立し、ありがたいことに「じゃあ、妊活しようか」ということになってから半年くらいで妊娠することができました。

妊活を始めてから1年以内に授かるのが自然な妊娠とされていますから、自分でもそのスピードには驚きました。つわりもほとんどなく、貧血など妊娠に付きもののトラブルとも無縁のまま、無事に3キロを超える男児を出産。30代後半にして無事に自然妊娠、そして出産へとたどり着いたのは本当にありがたいことだと、息子の寝顔を眺めながら日々感じています。

この理由を考えたところ、自身の実践した「食べてキレイになる」ダイエットを通して、そうやって培った「食の魔法」が見た目だけでなく、体の内面の若さを保っていたからなのではないでしょうか。

■ 妊娠するまでの期間と年齢

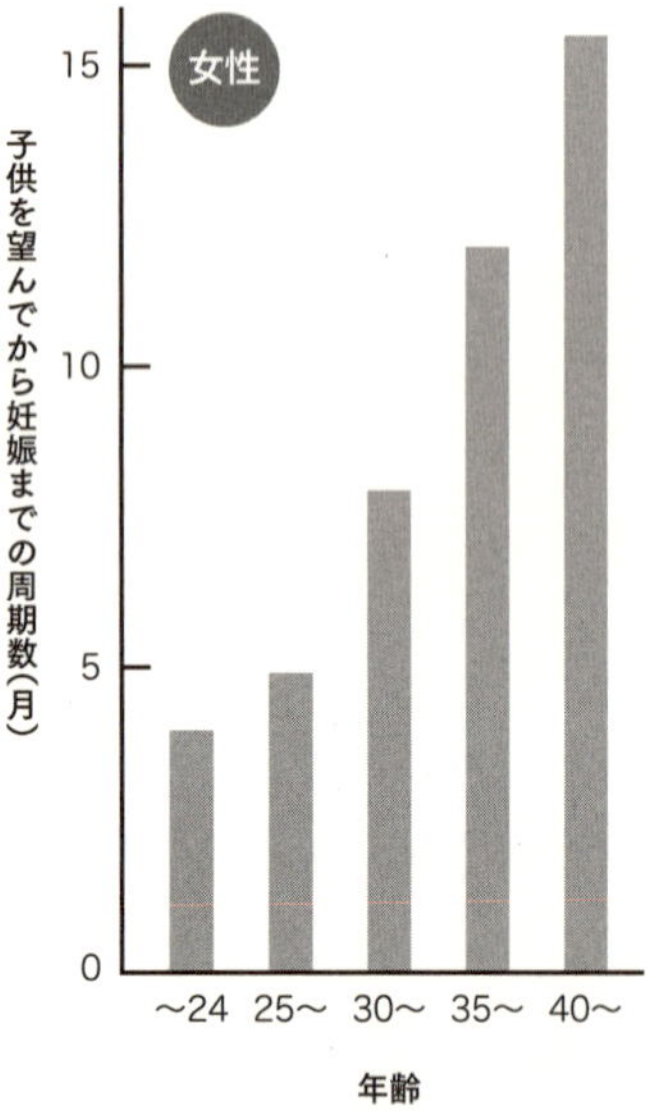

『新版 生殖医療のすべて』（堤治著／丸善出版）より

食を通じて自分の体を知る

妊活もダイエットも同じですが、体を変えたいと思ったらまず自分自身をよく知ることが大切です。体質面で冷えや便秘、生理周期など病院に行く程ではないけれど「プチ不調」はないか、生理は一定の周期で来ているか、基礎体温はちゃんと低温期と高温期に分かれているかなどチェックしてみましょう。

食生活においては、１週間分の食事を記録してみると、自身の食習慣の傾向が見えてきます。いつ、どれくらい、どんな物を食べているのか。ここを知ることから妊活がスタートします。私の場合、ダイエットをしてもなかなか痩せなかった時は、冷えや便秘、頭痛、肩こりなどとても体質が悪く、これではダイエットが成功するはずもありませんでした。

まずは「自身を知ることが大切」だと気付いてからは「食習慣や生活習慣」を

通じて体質改善をすることから始めました。私自身もそうでしたが、セミナーや食事サポートをしていると自分の体や食習慣を知らな過ぎる方が多いということを感じます。これでは、ちまたにあふれている健康情報をやみくもに実践したところで、うまくいくはずがありません。

まずは自身のことをよく知ること。その上で「適切な栄養を摂り入れること」が元気な赤ちゃんを育むことにつながるのです。

山王病院院長
堤先生からの

妊活アドバイス①

不妊症とは

外来に若いカップルが「結婚して3カ月たつのに妊娠しません」と心配顔で来ることがあります。そんな時は「まだ不妊症とはいえません。基礎体温でも付けてみますか。きっと妊娠しますよ」と申し上げます。今度からは「本書『妊活本』をご覧なさい。役に立ちますよ」とお話ししようと思っています（笑）。

では、不妊症といえるのは、子供をつくろうとして、どのくらいたった時でしょう。世界保健機構（WHO）では不妊症は、従来は2年間の不妊期間を持つものとしていましたが、最近1年に改訂しました。それに伴い日本でも不妊期間が1年以上のものを不妊症と定義するようになりました。ただし、月経が何カ月も来ない、子宮内膜症、子宮筋腫など不妊症と関係する病気を持つ方、高齢で妊娠が容易でないことが予測される場合は1年という制約なく診療を受けていただきたいと思います。不妊には原因があり、男性側に問題がある場合男性不妊症、女性側にある場合女性不妊症という分類をすることがあります。原因は男女ほぼフィフティ・フィフティと思ってください。

参考までに、まだ妊娠を1回も経験していない場合を原発性不妊症といいます。以前に妊娠したことがあるがその後、妊娠しない場合を続発性不妊症といい、いわゆる二人目不妊はこれに当たります。また3 回以上連続して流産を繰り返す場合は習慣流産とされています。妊娠しても流産・死産を繰り返し、新生児を得られない場合を不育症といいます。

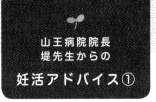

妊活は、子宮だけのものにあらず

私のクライアントさんでこんな方もいらっしゃいました。私が開催していた妊活食セミナーを受けてから食事を変えるようになり、体にいいものをおいしく味わう楽しさが分かった！とメールをくださいました。そして3カ月ほどで、めでたく妊娠されたのです。

考えてみれば、私たちの体を作っているのは毎日の食事です。子宮だって卵巣だって、それにベビーの体だって、私たちが口にした物からできています。そんな根本である食を変えるのは、最も簡単かつ確実な妊活だといえるのではないでしょうか。私自身も特に運動をしていたり、ピル（※）を飲んでいたわけではありませんし、婦人科でこまめにチェックしていたわけでもありません。唯一の妊活らしいことといえば、食事のバランスが良かったことだけです。

※ピル
ピルの服用は卵巣を休めるため、子宮内膜症の予防策としてもよく用いられる。不妊の原因の実に1/3を占める内膜症を防げるため、避妊目的でなくピルを服用している女性も多いと言われている。

それに、よく〝子宮力〟なんて言い方をしますが、子宮はただの筋肉の袋です。もちろんベビーを育てる場所なので大切なのは間違いないですが、その働きに個人差があるわけではありませんし、鍛えたりできるわけでもありません（子宮内膜症や子宮筋腫といった病気が生じてしまったときは治療が必要ですが、それはまた別の話。病気が発見された方は、まずは全力で治療してください！）。むしろ大切なのは、そんな子宮に「内膜を厚くしろ」とか「妊娠しなかったから内膜を排出せよ」といった働きを促すホルモンです。さて、そのホルモンはどこが出していると思いますか？

子宮は平社員で、卵巣が部長のようなもの

正解は、卵巣（P.14イラスト）。「子宮は平社員で、卵巣が部長のようなもの」と例える方もいらっしゃるほど。では、部長はどうやって平社員に命令を出しているのかといえば、卵巣から分泌されるホルモンがその指令に当たります。ホルモンを出すにあたっては素材となるコレステロールが欠かせません。それに、卵

脳と卵巣と子宮の関係＆卵巣と精子

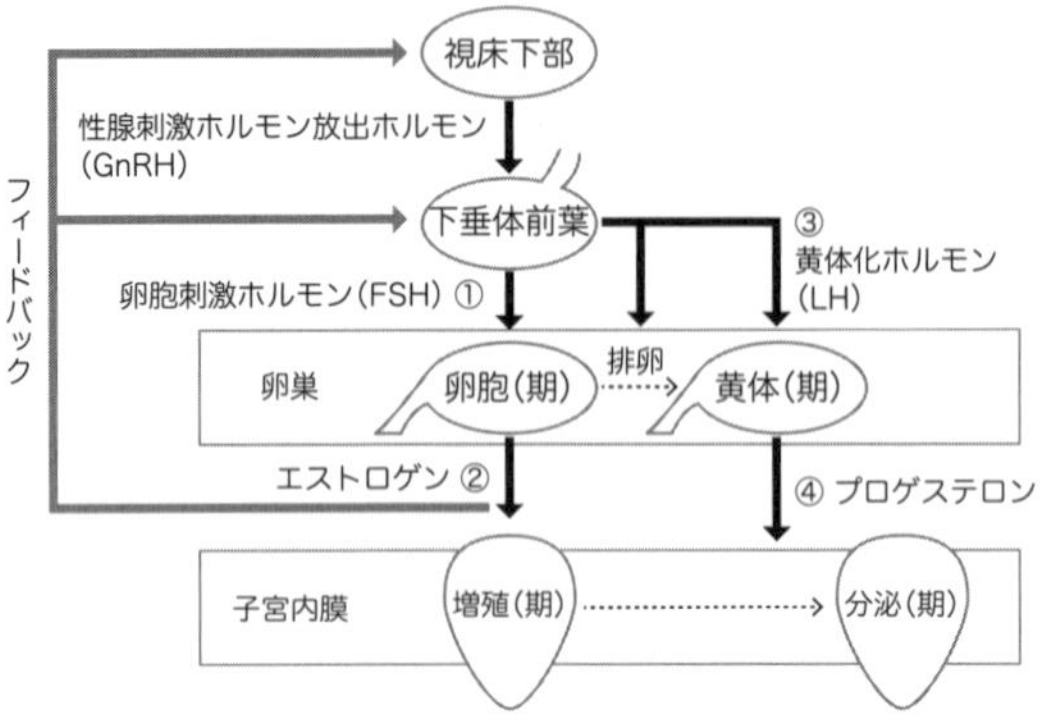

系統看護学講座　母性看護学概論　母性看護学１より

子が着床するフカフカの内膜も、日々の食事から作られます。自分の体内を巡らせる血液すら鉄分が不足しているようでは、ベビーを育てる余裕はなかなか生まれないですよね（P.61で後述しますが、若い女性の多くは〝隠れ貧血〟（※）です。「私はめまいなんてないから大丈夫」「健康診断で指摘されたことはないわ」なんて他人ごとみたいに考えている方、今すぐ検査してみてください！）。

〝子宮力〟なんて言いたくなる気持ちも分かりますが、結局のところ、ホルモンを分泌したり子宮を働かせるには栄養が必要ですから、毎日の食事がとても大切。最先端の不妊治療だって、バランスのと

※隠れ貧血
献血にくる人のうち、生理のある、いわゆる妊娠可能性のある女性の３割は「鉄欠乏性貧血」で断られるほど。ただ、その多くは自覚症状がなかったり「疲れやすい」「肩こりがひどい」程度で貧血という自覚はゼロ。スウェーデンやアメリカでは、鉄欠乏性貧血を防ぐため小麦粉に鉄が添加されている。

ヘモグロビン不足で献血できない人の割合

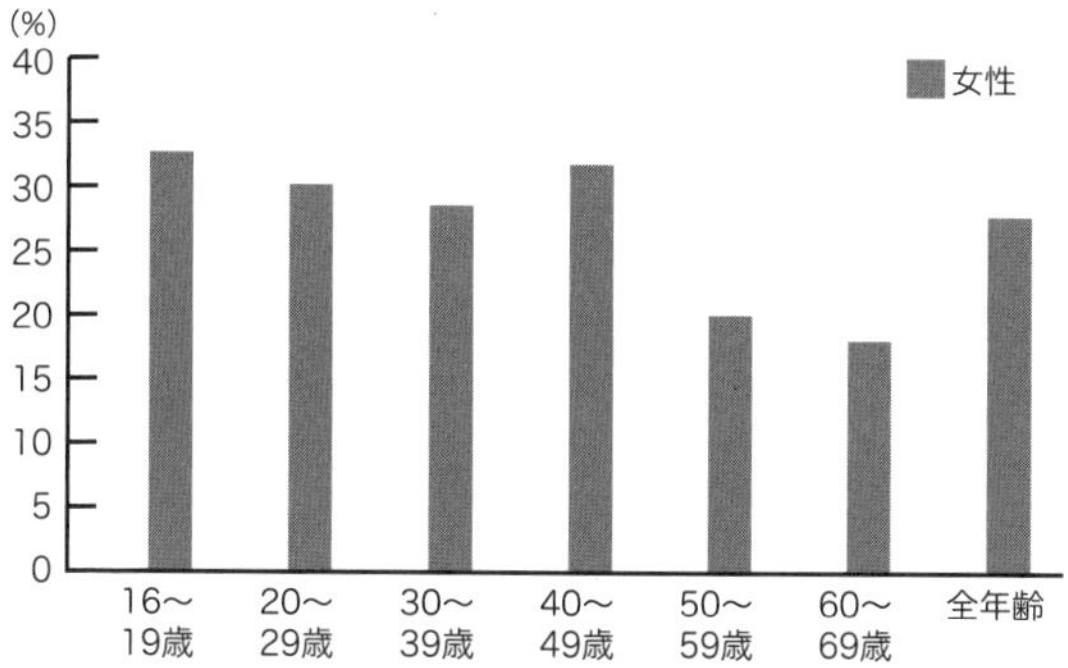

（平成26年度　香川県赤十字血液センター）

れた食事というベースがなければ効果を発揮することはできません。

だから今こそ、声を大にして言いたいのです。まずは食事を見直しましょう！　地道だけど確実な、そして楽しい妊活への道が開けるのです！

山王病院院長
堤先生からの

妊活アドバイス②

脳と卵巣と子宮の関係

脳（視床下部・下垂体）と卵巣と子宮の関係を一言でいうと、縦社会です。本文13ページでは卵巣が部長で子宮は平社員と例えていますが、それに沿って言えば、脳は重役ということになります。月経や妊娠の仕組みを知る上でも重要なことなので、14ページの図を参考していただきながら解説を加えたいと思います。

人間の体を調節するためにさまざまなホルモンが分泌されますが、それを統括するのは脳の中の視床下部と下垂体という組織です。月経開始とともに、社長（視床下部）が専務（下垂体）に指示を出し、下垂体は卵胞刺激ホルモン（FSH）で部長（卵巣）に指令を送ります。卵巣では卵胞が発育しエストロゲンの分泌が始まります。エストロゲンは平社員（子宮）に働き子宮内膜を増殖、受精卵用のベッドメーキング作業を進めます。十分卵胞が発育すると、卵巣側から脳に準備ができたと報告が上がり、下垂体から排卵を指令する黄体化ホルモン（LH）が出て、排卵が起こり、引き続き卵巣（黄体）からプロゲステロンが分泌され子宮内膜は妊娠に備えます。黄体の寿命は2週間で妊娠しない場合、月経が起こり、また排卵に向けて同じ作業が繰り返されます。

脳はストレスを感じる臓器です。大きなストレスは視床下部や下垂体の機能に悪影響を与え、FSHやLHの分泌を阻害します。その結果、排卵が起こらず月経が来なかったり、よい排卵が起きにくかったりします。妊活中はストレスをなるべく回避し、多少のストレスはうまく解消することが大切なことが分かりましたね。

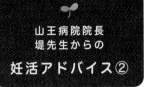

あなたの食事は大丈夫？　チェックリスト

Check List

あなたの食事は大丈夫？

- □ Q1 太るから油は控えてます
- □ Q2 炭水化物って、制限した方がいいんでしょ？
- □ Q3 野菜大好きでヘルシー志向だから、大丈夫！
- □ Q4 ヘルシーに、朝はフルーツたっぷりです
- □ Q5 お肉が大好き。妊活に入るなら減らさないと……
- □ Q6 お魚は自宅ではあまり食べません
- □ Q7 お豆たっぷり食べるから、お肉は控えめ
- □ Q8 忙しいから、野菜ジュースなど手軽なものを活用してます
- □ Q9 野菜や果物、十分摂れてる自信があります
- □ Q10 サプリメントを活用して、栄養バランスを気遣ってます

さて、皆さんはいくつチェックが入りましたか？　薄々気付いていらっしゃるかもしれませんが、これは「妊活でよくある勘違い」のリストです。皆さん、なんとなく「こういう食事がいいと思って」と実行していらっしゃることが多いのですが、とんでもない。以下に、勘違いの理由を説明していきますね。

Q1

太るから油は控えてます

A 油（脂質）は人間の体を動かす重要なエネルギー源であり、しかもさまざまなホルモンの合成に関わっています。また、体温を保ったり、細胞膜やホルモンの材料ともなる（油がそのままホルモンになるわけではなく、体内でコレステロールに変換され、それがＤＨＥＡ（※）というホルモンの材料にもなる）ので、妊娠したい方にはとても大切な栄養素です。脂質にはさまざまな種類があるので、賢く選んで妊娠につなげていきましょう。詳しくはP.63で学んでいきましょう。

※DHEA（デヒドロエピアンドロステロン）
主に体内の副腎皮質で分泌される新陳代謝を促すホルモンのひとつで別名「ホルモンの母」と呼ばれています。多くの分泌量は思春期に急激に高まり20代でピークを迎えますが、その後急激に分泌量が減少し、40代では約半分、80代ではほとんど分泌されなくなってしまいます。

Q2

炭水化物って、制限したほうがいいんでしょ？

Ⓐ炭水化物も大事なエネルギー源です。近年「糖質制限」がブームになっていますが控えてほしいのは糖質そのもの、つまり砂糖なのです。炭水化物は「糖質＋食物繊維」なので砂糖のような悪さはしませんし、腸内細菌のエサになったり、便の量を増やしたりと健康に役立ってくれます。

Q3

野菜大好きでヘルシー志向だから、大丈夫！

Ⓐ野菜やフルーツを意識して摂る方が多いけれど、それだけでは健康になれません。特に女性は野菜はしっかり摂れているのに、タンパク質が不足している方が少なくないもの。妊活にはタンパク質や脂質もとても大切なので、「野菜を摂れば大丈夫」なんて思い込みは捨ててバランスよく食べましょう。

Q4

ヘルシーに、朝はフルーツたっぷりです

A 朝食を食べるのは妊活にとてもいいので、ぜひ実行してください！　普段朝ご飯を抜いているという人は、最初は簡単なものでも大丈夫。まずは「朝食べる」を習慣づけることが優先です。その上で、少しずつでいいので、朝食でもさまざまな食材を摂るように意識していってください。朝食には栄養を補うというだけでなく、体温を上げて体を目覚めさせるという役割もあります。さっと食べられるフルーツだけでなく、汁物を取ったり、ご飯をしっかりかんだり……というのも重要な側面です。最初からパーフェクトな朝食を目指す必要はありませんが、「朝はフルーツと決めています！」とするのは避けましょう。

Q5

お肉が大好き。妊活に入るなら減らさないと……

Ａ 妊活中の女性にバンバン摂っていただきたい栄養素の一つが「良質な鉄分」。詳しくはP.95でお話ししますが、女性は慢性的な鉄分不足の方が多いのが現実です。「プルーン食べてるし」「やっぱりホウレンソウっていいんでしょ！」なんて思っている方は要注意。体に吸収されやすい鉄分は、お肉にこそ多く含まれています。

Q6 お魚は自宅ではあまり食べません

Ａ お魚は、ミネラルや良質な脂の宝庫です。妊娠しやすい体づくりに欠かせないだけでなく、妊娠した場合の赤ちゃんの脳の発達にも関わるのでぜひ積極的に摂りましょう。といっても、自宅でさばいたり面倒な下処理をする必要はありません。自宅では手軽な缶詰などを利用し、外食では新鮮なお刺身を摂るなどしてストレスなく魚を摂り入れていきましょう。詳しくはP.１５０でご紹介します。

Q7

お豆たっぷり食べるから、お肉は控えめ

A 世界にはベジタリアンの国もたくさんありますが、私たち日本人は長らく雑食で生きてきた民族です。いきなり「タンパク質は豆からしか摂らない！」と宣言しても、体が追い付きません。豆はもちろん良質なタンパク源ですが、肉や魚、卵、大豆製品、それに乳製品など幅広い素材を組み合わせていくのが私たちの体には合っています。特に妊活中は栄養バランスが偏るのが一番怖いので、さまざまな食材からタンパク質を摂っていきましょう。

Q8

忙しいから、野菜ジュースなど手軽なものを活用してます

A 野菜ジュースは加熱処理して作られているので、どれほど栄養素が残っている

かは不確定です。その場で絞っているジューススタンドや自宅で作ったスムージーなどを摂り入れるのは大賛成ですが、市販の野菜ジュースを野菜代わりにするのはお勧めできません。

Q9 野菜や果物、十分摂れてる自信があります

A アメリカよりも日本の方が食物繊維の摂取量が少ないことを知っていますか？意識して野菜を摂っているつもりでも、実は足りていない人が多いのです。例えばレタスやキュウリなどの淡色野菜をサラダで摂っていると、見た目は多く見えても栄養素はちょっぴり、食物繊維もごくわずかなんてことがあります。また、炭水化物を控えていたり、食べていても白米や白いふわふわパンばかりだと、食物繊維が足りなくなってしまいます。腸内環境を整え免疫力を上げるためにも食物繊維は欠かせないので、色の濃い野菜やかみ応えのある野菜、茶色っぽい穀類も摂るようにしましょう。

Q10

サプリメントを活用して、栄養バランスを気遣ってます

A サプリメントはあくまでも補助的なもの。また、素人判断で摂り過ぎると別のトラブルを招いてしまうこともあります。例えば大豆のイソフラボンは女性ホルモンを活性化させるからと摂っている方も多いですが、摂り過ぎによる健康障害の例も報告されています。その栄養素が果たして自分に必要なのか、そのサプリが信頼できるのか、自己判断はなるべく避けてほしいと思います。

現代人は、こんなに栄養不足！〜現代型栄養失調

妊活の現場ではよく言われることですが、実は現代人は極端な栄養不足。平均のカロリー摂取量は戦後すぐに等しいほどで、新しい命を生み出すには明らかに足りません。特に20代、30代の妊娠適齢期の女性に痩せ型が多く、この状況を〝現代型栄養失調〟と呼ぶドクターもいるほどです。妊娠や出産に悪影響を及ぼすとされる「痩せ型」女性の比率が極端に高い日本。妊娠・出産適齢期の女性の「痩せ型」割合は、食事情に問題がある国に匹敵するほどなのです。

そして私が特に憂いているのが、若い世代の食生活の変化です。よく野菜ジュースのパッケージなどにも書いてありますが、推奨される野菜の摂取量は３５０ｇ（そのうち緑黄色野菜が１２０ｇ）となっています。ところが、最近のデータでは20代女性の野菜類摂取量が２３８・９ｇ（緑黄色野菜に至ってはたったの74・

やせの者（BMI<18.5kg/㎡）**の割合**（20歳以上、性・年齢階級別）

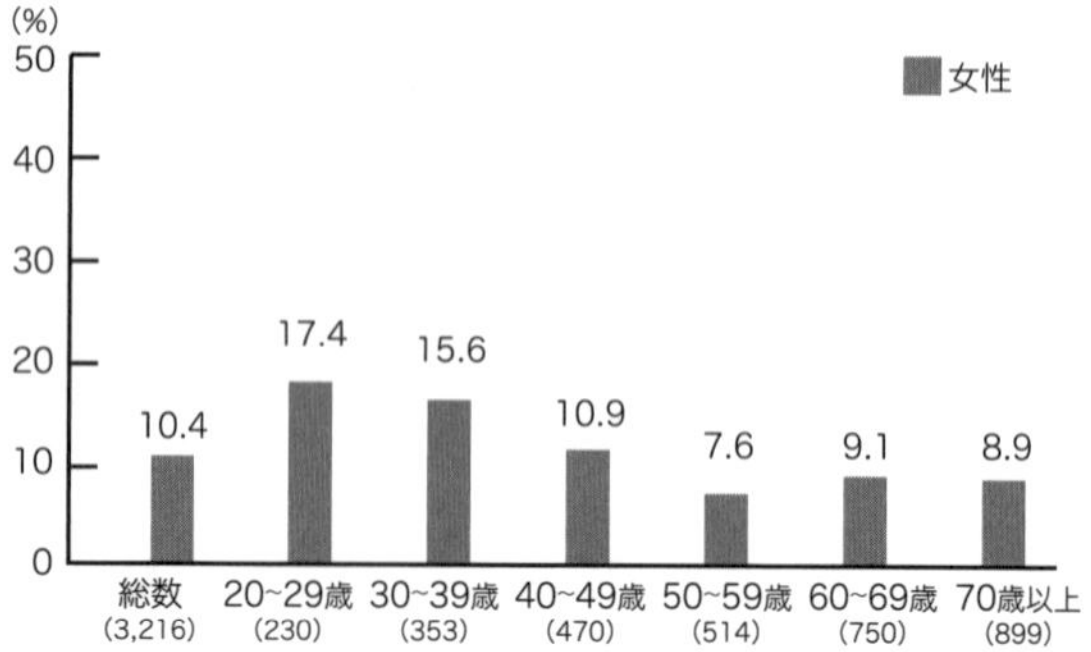

平成26年国民健康・栄養調査より

5gですから、半分ちょっとにすぎません）、30代が240・8g（緑黄色野菜は74・7g）。若い人ほど野菜の摂取量が少ないことが分かります。

日本の食事はヘルシーという印象がありますが、日本人の野菜摂取量（平均）は平成10年にはなんとアメリカのそれに追い越されてしまったほど。ビタミンやミネラルなど大切な栄養素が軒並不足してしまうのも納得ですよね。糖尿病予備軍など生活習慣病が増えていることからも、アンバランスな食の状況がうかがえます。

戦後すぐよりひどい？　現代女性の食生活

前述したように私は「食べてキレイになる」というダイエットを通して、13キロのダイエットに成功しましたし、たくさんの方のダイエットを指導してきました。クライアントさんの中には「私は食べ過ぎだったから妊娠できない」と思われている方もいますが、ちょっと待って！

実は、その思い込みこそが妊活の最大のハードル。

「妊娠したら太れないんでしょ」「太っていると妊娠や出産しにくいんじゃない？」という意見は、まずは横に置いてください。現代の日本女性はちょっとした〝栄養不足〟に陥っているんです。

日本人が摂取しているカロリーは減少の一途をたどっていることは、すでにお話ししました。戦後すぐの食料が不足していた１９４７年よりも今の方が摂取カロリーが少ないほど。食べ過ぎだとかメタボだとか話題になっていますが、意外に食べていないことが分かります。

しかも、妊娠適齢期の20代・30代の女性の摂取カロリーは特に少ないことが調査からも判明しています。厚労省が出している30代女性（運動量中程度）の摂取カロリーの目安は２０００ｋｃａｌですが、調査によれば平均は１６５１ｋｃａｌ（平成25年「国民健康・栄養調査」より）。これは妊娠を想定していない女性での話ですから、そんな栄養状態で赤ちゃんを宿し、お腹で育てるなんて論外だと思いませんか？

日本は低体重出生児の割合が国際的にみても群を抜いて高いことで有名。ベビーの成長が悪ければ出産時の事故や障害も増えますし、妊娠を継続させるのが難しいことは言うまでもありません。ゴールは「妊娠」ではなく「元気な赤ちゃんを産むこと」ですから、お腹でしっかり赤ちゃんを育てるためにも、食という命綱を大切にしてほしいと思います。

出生数及び出生児体重2,500g未満の出生割合の年次推移

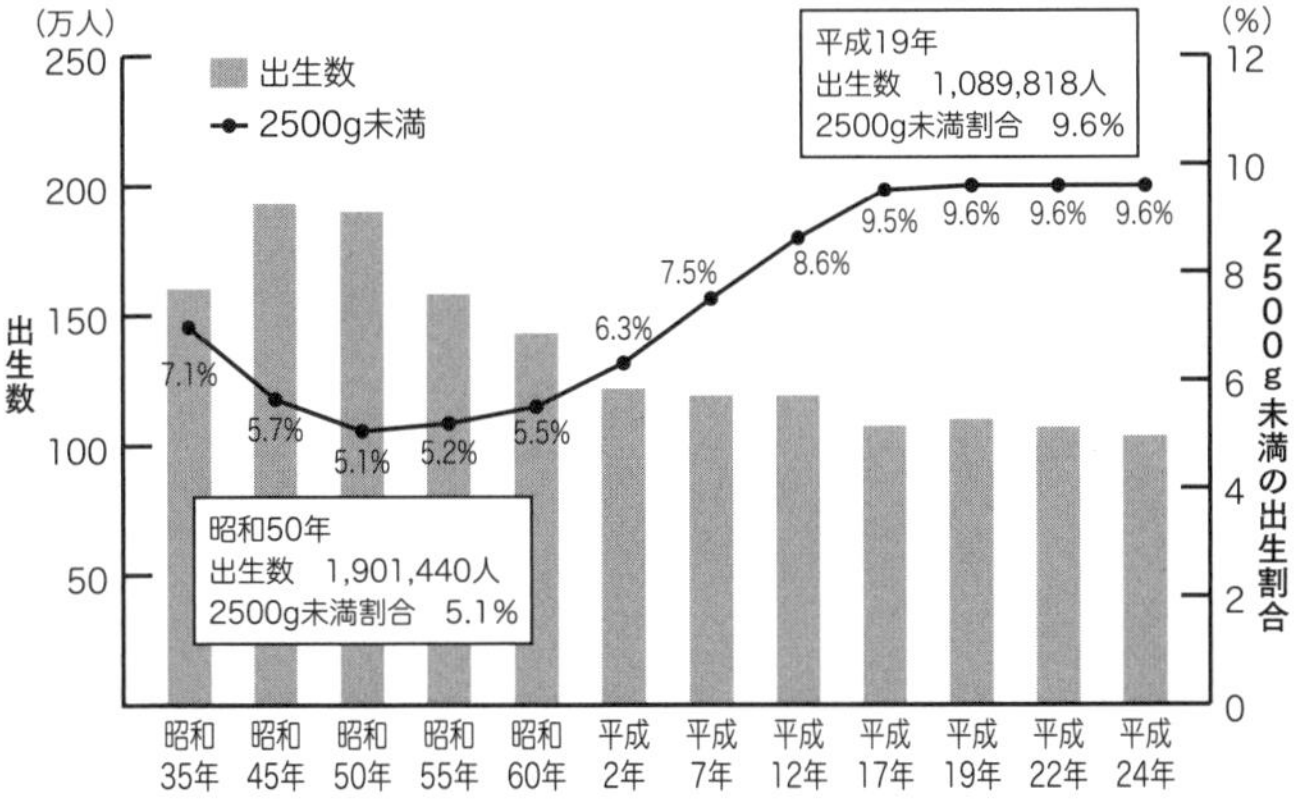

厚生労働省「人口動態統計」より

間違ったダイエットは、不妊の原因に

もともと私は妊活専門の管理栄養士というわけではありません。むしろこれまでいちばん多く手掛けてきたのはダイエット指導です。自分であれこれダイエットにトライして、体を損ねている女性もたくさん見てきました。妊活の前に、ご自身が極端なダイエットをしてこなかったか振り返ってみてください。

例えば、極端な食事制限で体重を落としたA子さん。確かに体重は減って見た目も細くなりましたが、その反動で生理が止まってしまったと私のところにいらっしゃいました。聞けば肌荒れや頭痛、それに冷えなどもひどくなったとのことで、体全体がボロボロ。これでは妊娠など到底望めません。まずは、年齢と身長に見合った体重や体脂肪率に戻すこと、そして栄養の偏りを正すところから始めました。食を正すことで体調が整ってきましたが、生理が正しいリズムで訪れるようになるまで結局1年近くかかりました。

それに、ダイエットは一度始めてしまうとなかなか止められない中毒性があります。「不妊治療もしているんだけど、うまくいかない」といらしたクライアントさんは、パーソナルトレーナーを付けて10キロ落とした猛者。見た目はもう十分スリムなのに、また太ることが怖いと食事制限をしたり、ハードな運動を繰り返していました。そんなストイックな運動を続けなくてもいいこと、程よい脂肪がホルモン分泌に欠かせないことなどをご説明し、少しずつ普通の食事に戻していくことに。そのかいあってか、およそ10カ月後にめでたく妊娠されたときはほっとしました。

極端なダイエットは、妊活に百害あって一利なしです。特に自己判断で行う食事制限は、体に大きなひずみがきます。妊活が難しくなるのはもちろんですが、年をとってから骨粗しょう症などの健康リスクも高まるので、くれぐれも注意してください。

山王病院院長
堤先生からの

妊活アドバイス③

体重減少性無月経

　適切な栄養が妊活に大事なことは皆さんお分かりだと思います。栄養が過剰で肥満になるとホルモンのバランスが崩れ、排卵障害が生じ、妊娠を妨げることがあります。その逆に栄養不足あるいはダイエットで体重を減らした時にも、排卵が起きにくくなったり、排卵しても、よいホルモン分泌が起こらず妊活の妨げになりえます。比較的短期間に体重を5kgあるいは10%減らした時に「体重減少性無月経」といって月経が止まってしまうことがあります。妊活はもちろん、健康を損なう病的状態なので、少し詳しく見ておきましょう。

　脳と卵巣と子宮の関係のところで述べたようにホルモン分泌は縦社会の関係で成り立っています。体重が減るくらい栄養が低下すると、脳の機能が低下します。重役が働かないでゴロゴロしていて、指令を出さないと卵巣は働くことはできません。卵巣からホルモン指令（エストロゲン）がなければ平社員の子宮は月経を起こすどころか痩せ衰えます。エストロゲンは他の臓器にも作用するので、体重減少性無月経が高じると骨量が減るなど全身的にもさまざまな弊害が出てきます。体重が元に戻れば、次第に機能が復活することもありますが、無月経が長引くことも少なくありません。

　妊活中はもちろん、生殖年齢にある女性は過度のダイエットは避けていただきたいものです。もし体重が減って月経が来なくなったら、食生活を改善することも大事ですが、専門医を受診することも考えてください。

〝急がば回れ〟で、食の妊活を！

私自身が高齢出産であったことはすでにお話ししましたが、不安ゼロで妊娠したわけではありません。むしろ、「大丈夫かしら？」という気持ちが大きい中でのトライだったので、妊娠したいという方の気持ちはよく分かります。また、食事が大切とは分かっていても、限りある時間の中で早く妊娠したいと思えば、さっさと不妊治療をした方がいいと思われる方も少なくないでしょう。そういう方にこそ、〝急がば回れ〟で食による妊活にトライしていただきたいのです。

というのも、さんざん「極端なダイエットはダメ！」と言いながら、私自身が極端なダイエッターだった経験があるから（笑）。幸いにして実家にいるときはバランスのいい食を余儀なくされていたのですが、親元を離れた大学生のとき、うわっと体重が増えました。スナック菓子や出来合いのお弁当ばかり食べるような生活をしてしまい、見る見るうちに違う人相に。そんな自分を見るのが嫌になり、しばらくするとダイエットのとりこになりました。単品ダイエットや炭水化物抜き、プチ断食なども行ったところ痩せたのはいいのですが、ふと気付けば生理が止まっている。肌も荒れるし気持ちまで暗くなるし、気付いたらまた太ってしまっていました。ですから、美肌にせよ婦人科系の機能にせよ、また精神面にせよ、「食」という基本がとても大切！というのは骨身に染みています。

その後、管理栄養士として仕事を始めるうちに「手間を掛けずにバランスのいい食事を摂るコツ」をマスターしたおかげで、現在の体があります。当初は「バランスのいいダイエットのすすめ」としてお話ししたり、セミナーを開催していたのですが、意外にも多かったのが「妊娠できる食事を教えて！」という声でした。そこで「妊活セミナー」を開催したところ、受講希望者さんがことのほか多かったのです。私自身が30代になり、クライアントさんも「目先のダイエット」より「人生のプランニング」をする年齢の方が増えたことも関係あるかもしれません。皆さんの食の問題を指摘しつつ、何人もの妊活を一緒に乗り切ってきました。

そんな経験から言えるのが、「食で即座に妊娠はしない。でも、続けていれば確実に妊娠に近づける！」というもの。不妊治療のように妊娠のプロセスに肉薄するわけではありませんが、食による妊活を始めれば、数カ月で体調が整うなどの変化が必ずあります。仮に不妊治療をするにしても、心身が健康であれば成績が上がりやすくなりますし、何かと面倒な不妊治療を明るい気持ちで乗り切れる〝心の余裕〟が生まれるのです。それに、きちんとした食の習慣は、妊娠を継続するためにも、無事に出産した後、子供を育てるためにも、絶対に必要になってきます。長い目で見れば、食の妊活は人生のさまざまなシーンの役に立つ、とてもお得な知識なんです。

そうして何人もの妊活の伴走者的にアドバイスしてくると同時に、実際に私自身も30代半ばで不安を抱えつつも妊娠することができました。そんな知恵と経験が、少しでも多くの女性の役に立つことを願っています。

友人、知人の成功体験に振り回されないで

皆さんの食カウンセリングの仕事に携わって16年になりますが、つくづく感じるのは「食は十人十色」ということ。好きな食べ物は何か、自炊するのか、何時頃に夕飯を食べるのかなど、皆さん違いますよね。数十年生きていらした方には、それだけの食習慣の蓄積があり、ライフスタイルがあり、体質があります。いちばん多く手掛けてきたのはダイエットですが、「万人に通用するダイエットの法則はない！」という結論にたどり着きました。糖質オフ、ファスティング、ローフードなどさまざまなダイエットが喧伝《けんでん》されては消えていきますよね。誰もがそのダイエットに成功するなら、そういった方法は廃れないはず。そういった情報に安易に飛びつくのはお勧めできません。

同様に、「〇〇ちゃんが、コレでうまくいったんだって」というのも余計な情

報です。妊活している方に「私はナガイモをたくさん食べたらうまくいったの！」とか「△△さんは外食ばっかりだけど妊娠したよ」といったことをつぶやく人もいるかもしれませんが、それはその人がたまたまうまくいっただけ。その食材や食べ方であなたもうまくいくかどうかはまったく別の問題です。

妊活やダイエットを成功に導くのには、もっといい方法があります。それは自分のライフスタイルに合ったマイルールを作りながら、徐々に食の習慣を変えるというもの。甘い物をつい食べたくなってしまう人に「甘い物はやめて」なんて言っても、「そんなの分かってるわよ！　でも……」となってしまいますよね。

また、「○○は妊娠に必要だから」と栄養成分名を覚えるのは煩わしいし、実践がなかなか難しい。必要最低限の栄養成分については頭に入れていただきたいですが、「アレを食べなくちゃ」とプレッシャーに感じるのは本末転倒です。

それよりも、「食べ方」を変える方がよっぽど楽。自炊はもちろんですが、外食のときのオーダーの仕方、お店の選び方など、今の生活の延長上でできることから始めるのがお勧め。いきなりがらりと食生活を変えるよりも、「食の習慣」を少しずつ変えるほうが効果的ですし、長続きもします。

食いしん坊ほど、妊娠する？

周囲を見回してみると30代半ば、あるいは40歳前後でも妊娠&出産している人は少なくないなと感じます。もちろん20代よりは難しくなると思いますし、不妊で悩んでいる方もいらっしゃいます。

ただ、世間では、〝卵子はもって生まれたものがすべてで、精子のように日々作り出されるわけではなく、母体の加齢に伴って老化するので、老化した卵子は受精しにくくなったり、染色体異常などが増える傾向にある〟という〝卵子老化〟が騒がれるあまり「35歳過ぎた女はダメ」といった見方もはびこっていますが、それはとんでもない。男性も女性も健康で、妊活に励み、そして時には不妊治療を取り入れることで、かなりの方がベビーを授かっているなあ、というのが私の実感です。

そういえば、知人のNさんは43歳で自然妊娠してたっけ……なんて頭にチラつくほどで、30代、40代の妊活も決して絶望的なわけではありません。

ただ、そういった〝大人の妊活〟で成功されている方にはいくつかの特徴があります。例えばポジティブ思考。「こんな年齢だけど、できたらめっけもの！」なんてカラカラ笑う方は、なぜか妊娠している。「私、妊娠できるかしら……」とクヨクヨしたりせず、「忙しいから、悠長に構えず治療することにしたの！」と明るく語ってくれる方は、なぜか妊娠する傾向にある気がします。

でも、30代や40代でも妊娠する方の最大の特徴といえば、私が真っ先に上げたいのは〝食いしん坊〟だということ。「忙しいから食事を抜いちゃったわ」なんてことはめったにありませんし、皆さんよく食べる。食べるのが大好きだからそこそこ自炊もしますし、ジャンクフードでお腹を満たすのをよしとしない。そういった、いい意味の食いしん坊が多い（私も含めて）ように感じて、これは食で何かできるのでは？と思うようになりました。

“妊活ご飯”は“子育てモード”の予行演習

卵子老化が叫ばれるようになり、女性たちが「いつまでも大丈夫」と悠長に構えなくなったのはいい傾向だと思います。40代、ときには、50代の有名人が出産したなんてニュースが流れると、皆さん「まだ間に合う！」と思いがちでしたが、妊娠には適齢期があり、リミットがあります。

ただ、卵子老化にまつわる報道が加熱し過ぎ、ちょっと過剰反応になっているな……というのも私の実感。20代の方が「私、妊娠できますか？」と詰め寄っていらしたり、「30代後半だから、もう無理だと思うんですが……」なんて悩むのは行き過ぎだなあと思います。

私自身は30代半ばで治療せずに子供を授かりましたし、クライアントさんを見ていても、食事や睡眠といった基本をきちんと整えれば子供を授かる方がほとんど。アラフォーになってもそういった基本と不妊治療を組み合わせれば、妊娠は決して難しいことではありません。

しかも食による妊活は、育児をするときのいい練習台になってくれます。今は妊娠のことで頭がいっぱいかもしれませんが、めでたくベビーを授かったら育てていかなければなりません。不規則な生活をしていた方だって、離乳食を作ったり、朝はご飯を食べさせて学校に送り出したり……という生活が待っているのです。自分一人の食事ならすべて外食でもいいかもしれませんが、子供がいたらそういうわけにはいきません。「家でパパッと食事を済ませる」の経験は、何かと慌ただしい育児を乗り切る素晴らしい武器になります。

れた卵子は受動的に卵管を運ばれ子宮に向かいますが、精子は活発に運動して、膣の中から子宮に飛び込み、子宮を通過して卵子がいる卵管まで長い旅を一気にしなければなりません。

精子にも寿命があります。元気よく卵管の中を駆け巡り卵子を探していた精子も、射精後およそ72時間が経過すると受精する力を失います。タイミング悪く、力尽きた精子のところに排卵された卵子がきても受精は起こりません。

● タイミング法を知る

タイミング、タイミングと何度もいってきたので、もうタイミング法が何のことかお気付きでしょう。ヒトの受精にはタイミングが大切です。排卵の72時間前から、排卵後の24時間以内にタイミングを取らないと、妊娠は難しいということです。では妊活の第一歩にタイミング法はどうしたらいいのでしょう。まずは基礎体温で排卵時期を知る。排卵前のおりものの増加も参考になります。排卵指令である黄体化ホルモン（LH:14ページ参照）を尿で調べる排卵予知も有効です。

● 専門医受診のタイミング

妊活を始めてすぐよい結果を得られる方も多いのですが、なかなか結果が出ない場合、専門医の受診も考えることになります。「不妊症とは」の項で述べたように、1年が一つの基準です。しかし加齢を考慮すると、35歳から40歳未満の方は6カ月、40代の方は3カ月をめどにされてもいいと思います。受診の際は月経歴をまとめられ、基礎体温表があれば、持参していただくのがよいでしょう。

山王病院院長
堤先生からの

妊活アドバイス④

妊活の兵法書と専門医受診のタイミング

妊活を始めるに当たって、私からのアドバイス、「彼を知り己を知れば、百戦して危うからず」(孫子の兵法)、卵子と精子それぞれのキャラクターをレクチャーします。

● 卵子を知る

「卵子は年をとる」ということは、最近ようやく知られ始めています。ここで復習しておくと、お母さんのお腹の中で胎児が形作られると同時に女児では卵巣の中で数百万個の卵子が形成されます。誕生の時卵子は0歳ということができますが、その後思春期になり排卵が始まり月経が開始するまで皆眠っています。20歳の時は卵子も20歳、40歳では卵子も40歳で、年齢と共に妊娠しやすさも、変わってきます。8ページの図を見ていただくと、35歳ころから加速度的に加齢の影響がでてくることがご理解いただけると思います。

もう一つ大事なことは、排卵された卵子の寿命です。卵子は卵管の中で精子と出会い受精して初めて新しい生命の起源となるのですが、受精する能力はおよそ24時間です。タイミングが大切で、時間が経過して受精能力を失った卵子は精子と出会ってもすれ違うだけなのです。

● 精子を知る

卵子のベターハーフともいうべき精子は、大変性格が異なっていることをお話ししましょう。まず精子は成人男性においては、毎日およそ1億個新しく作られています。卵子が眠っている間に年をとるのと対照的にいつも精子は生まれたてなのです。排卵さ

自宅ご飯は、最高最良の〝手抜き〟

〝自宅での食事を増やしましょう〟なんて言うと、料理が苦手な方にとってはものすごいハードルに感じられますよね。でも、いわゆる一汁三菜を目指す必要はありませんし、毎日スーパーに買い出しに行くのなんて無理！というのがクライアントさんの現実であり、私もそう思います（笑）。

特に働いている女性は、毎回きっちり自炊していたら睡眠時間が減ってしまいますよね。とある病院で配布されている「妊婦さんのための食事本」を見たら、あまりに手が込んでいて目まいがしたほどです。こんな食事を作らなくちゃいけないとしたら、私には妊活なんて無理！と思わされてしまいました。

ですから、私がこの本で皆さんにお伝えしたいのは手抜きの「ゆる妊活食」。例えばスーパーやコンビニで、妊活のための食材をどう選ぶか。時間がない中で、パパッと用意できるバランス食は何か。外食したりお総菜を買うときは、どこに気を付けるべきか。そういったことが食による妊活を通じて身に付けば、妊娠に近づけるだけでなく、その後の育児においても確実に役立ちます。私自身も、知識はあったのですが妊活＆妊婦ライフ中の試行錯誤をへて、自炊スキル（というほど難しいものではありませんが）がぐぐっと上がりました。

クライアントのC子さんは、週末にご飯をまとめて炊いたり保存食を作り置くようになり、生理が順調に訪れるようになりました。忙しいDさんは、スーパーやコンビニの総菜をうまく取り入れて、家の作り置きおかずを足すことで食卓をにぎやかに。また、Eさんは野菜を買ったらすぐに切って冷凍保存するという方法で、平日の時短自炊を実現させました。

3人とも、今ではめでたくお母さんになっていますので、自分のできる範囲での自炊が功を奏したのではと自負しています。また、簡単クッキングのコツを知ったことが子育てに役立っている、と今でもおっしゃっていただけるのはうれしい限り。手抜きの自炊テクは一生ものの財産になるので、ぜひ第3章を読んで身に付けてください。

2章

妊娠力を高める
食材&食べ方を知ろう！

外食やコンビニ食で「妊活向きのもの」を選ぶコツ

妊活に取り組みたい、というクライアントさんにお話をお伺いすると、皆さん不安を抱えていらっしゃるのが伝わってきます。

「残業続きで、ちゃんとした食事なんてしてこなかった……」

そんな方も、どうぞご心配なく。現代日本に住んでいてパーフェクトな食事を毎日している人はほとんどいませんし、働き盛りの妊活世代がゆったりと食事をとれない事情もよく分かります。ただ、外食やコンビニ食でも「妊活向きのもの」と「妊活向きではないもの」があります。そういったコツや食べ方を知るだけで、体調が変わってきたという方がたくさんいらっしゃいます。

「昔はわりと激しいダイエットもしてました……」

これも、私も含めて多くの女性が思い当たるのではないでしょうか。現在も生理が不順だったりＢＭＩ（※）が18・５を切るという方はすぐにドクターに相談すべきですが、「過去にそういう経験がありました」というだけで落ち込む必要はありません。私たちの体は、すべて食べたものでできています。最近の研究によれば、原子レベルでは、体内のすべての原子は1年〜1年半で入れ替わるのだそう。食事を変えれば少しずつではありますが、体は変わるのです。

「妊活って、葉酸を摂ればいいんでしょ？」

はい、葉酸は赤ちゃんが育つときにとても重要な栄養素です。厚生労働省が２０００年に妊娠を計画している女性に対し、1日当たり０・４㎎（４００㎍）の摂取を推奨したこともあり、最近は一般の方もご存知で、妊娠前から摂るという女性もちらほら見掛けるのはとても喜ばしいことです。

ただ、葉酸は「赤ちゃんが無事に育つための栄養素」であって、「ママの体が妊娠に備える栄養素」とはちょっと違うことにご注意ください。妊娠すると、卵くらいの大きさの子宮はその中でベビーを育て、やがて40倍もの大きさになります。全身の血液量も約1・5倍になりますから、膨大なエネルギーが必要になりますよね。「葉酸も大切な栄養素である」ならＯＫですが、「葉酸を摂れば妊娠す

※BMI
BMI（ボディマス指数）とは、体重と身長の関係から算出されるヒトの肥満度を表す体格指数。日本肥満学会では、BMI：22の場合を標準体重としており、25以上の場合を肥満、18.5未満である場合を低体重としている。

る」というのは勘違い。肝心なのはバランスです。

妊活には、魔法の薬も魔法の手段もありません。どんなに高度な不妊治療を施したとしても、代理母という選択でもしない限りは、赤ちゃんを育むのはママとなる女性の体です。その体は、毎日の食事からできているのです。「これを食べれば妊娠する！」という栄養素があると思うのは勘違いですし、「ダメな食生活だったから妊娠できない」「年齢が上だと不妊になる」と思うのも悲観し過ぎです。30代半ば～40代前半でも食事によって体は変わりますし、遅めのスタートでも妊娠する方はたくさんいらっしゃいます。

ここでは、そんな「大人の妊活」のためにも必要な、栄養の知識を基礎的なところから解説いたします。「あれも、これも……」と欲張るのではなく、「最低限これだけは」という栄養素の紹介にとどめました。その代わりに充実させたのは、「食べ方のコツ」や「外食やコンビニ食の選び方」です。妊活で大切なのは、「今週頑張る」といった短期決戦ではなく、少しずつ、でもずっと続けていくのんびり穏やかなペースです。焦らずできることから、少しずつ変えていきましょう！

STEP1

まず知ろう。ベーシックな栄養の大切さ

妊活に励む方のカウンセリングを担当すると、まず間違いなく「今すぐ妊娠したいんです！　妊娠に絶対必要な栄養素を教えてください！」と言われます。そんなとき、私が最初にお伝えする栄養素は3つあります。それはタンパク質、脂質、炭水化物。

そう伝えるとみなさん最初は「えっ？」と驚いたり、少しがっかりされたりします。多くの女性がよくご存じの3大栄養素ですよね。「その3つはもう十分摂れているから」という声が聞こえてきそうですが、ではどのくらいの量であれば十分か、ご存じですか？　あるいは、その3つの栄養素のクオリティーはどうでしょうか。そうやって考えてみると、案外よく知らなかったり、勘違いしていることが多いものです。食からの妊活を始める方に必ず押さえていただきたい、タ

ンパク質、脂質、炭水化物の基本をまずはお話しさせてください。

妊活ご飯のウソ・ホント

この章では、妊活に必要な栄養について、なるべく分かりやすく説明します。「あれも、これも、それも食べなくちゃ……」と思うのでは、妊活がむしろストレスになってしまいかねません。ですからなるべくミニマムな知識に止めていますが、日本女性の偏った栄養事情をまずは正していければ、と思っています。

例えば「1日3食コンビニご飯。それが1週間続いても平気です」というC子さん。妊活に励んでいる方が聞いたら眉をひそめるかもしれませんが、「そういえば学生の頃はそんな時期もあった」とか「なんだかんだ言って、2日に1回はコンビニで食べる物を買ってるわ」なんて、思い当たる節はありませんか？　かくいう私だって、親元を離れた学生時代には毎日ジャンクな物を食べるのが、なんだかうれしい時期がありました（笑）。当時のコンビニは今のようにヘルシーな物があまり置いてなかったので、振り返ってみるとずいぶんな食生活だったたなあ、と思います（だから太ったり肌が荒れたりしてしまったわけですが……）。

「ご飯をコンビニで買うなんて、年に1～2回です！」というような方は、いきなりP.102のSTEP3に飛んでいただいても構いません。ただ、「コンビニもよく利用する」という方のために（そして、そういう方にこそ〝食による妊活〟の知恵を身に付けていただきたい！）、簡単なレベルから少しずつ、食のクオリティーを上げられるように構成しています。STEP1ではそんな、知っていそうで知らない基本の栄養素について学んでいきます。

ベーシックな知識を身に付けたら、次は「妊娠に欠かせない栄養」を学ぶSTEP2に進みましょう。この本ではある程度の年齢になった妊活女性を想定していますから、不足しがちなもの、妊娠に必要だけれど摂るチャンスが少ない栄養素を絞り込んでご紹介します。

私たちはつい「妊娠のために栄養を」と思いがちですが、ゴールはあくまでも「健康な赤ちゃんを産む」ことです。妊娠が成立すると、そこから先は赤ちゃんと母体で、いわば〝栄養の奪い合い〟が始まります。そこで、赤ちゃんが大きくなるために優先的に摂るべき栄養について考えていきます。続いて、STEP3

で妊活時に控えてほしいものを学びます。妊娠に、いえ、私たちの健康のためには邪魔なのに摂ってしまっている「いらないもの」をチェックします。

いずれも、私たちが「この栄養は摂れてるんじゃないか」「私は大丈夫」と勘違いしがちな項目ばかり。じっくり読んで、ご自身の食生活に照らし合わせてみてください。

また、妊活を進めるに当たっては、自分の食事のクセを知ることも大切です。食事は十人十色。どんな時間に何をどのくらい食べるか、人によって大きく違いますので、そのあたりも振り返りながら進めていきましょう。

タンパク質～ママと赤ちゃんの体のモト

Check List

タンパク質Check List

- □ 野菜が中心で肉はあまり食べないようにしている
- □ 朝食は食べないことが多い
- □ 昼食はサンドイッチやパスタなど主食中心の食事が多い
- □ 豆腐や納豆、豆乳などの大豆製品をあまり摂らない
- □ 冷え性である
- □ 人と比べて疲れやすい方だと思う
- □ コレステロールに注意しているので、卵はあまり食べない
- □ 肉や魚は控えめだが、大豆や大豆製品で植物性タンパク質を摂っている
- □ 魚は普段あまり食べない
- □ 肌や髪、爪があまり丈夫ではない

いかがですか？　チェックが多く付いた人ほどタンパク質不足の傾向に。一度自分の食生活を見直してみましょう。妊活中の方なら、チェック項目が3つ以下にはとどめたいものです。

私たちの体のおよそ6～7割は水分です。では、次に体を構成している要は何かといえば、ずばりタンパク質（約2割を占めます）。妊活に限らず、すべての生命活動の基本となる栄養素です。筋肉はもちろんですが、肌や髪、血液はもちろん、臓器やホルモンなど体のほとんどを構成する主成分であり、体の基本といえます。もちろん赤ちゃんの体のモトにもなりますから、妊活中の方ならしっかり摂っていただきたい栄養素の筆頭です。

ところが、現代女性はびっくりするくらいにタンパク質が摂れていないんですね。男性は「今日はがっつりステーキでも！」といった食べ方をするので、タンパク質は案外足りている（とはいえ男性は野菜が不足しがちなので、それはそれで問題ですが……）。それに比べて女性は「パスタランチ行きましょ！」なんて言ってほとんどが炭水化物中心の食事をする機会が多いので、タンパク質が圧倒的に不足するんです。

1日あたりのタンパク質摂取量年次推移 女性・年齢区分別（1995年〜2013年）

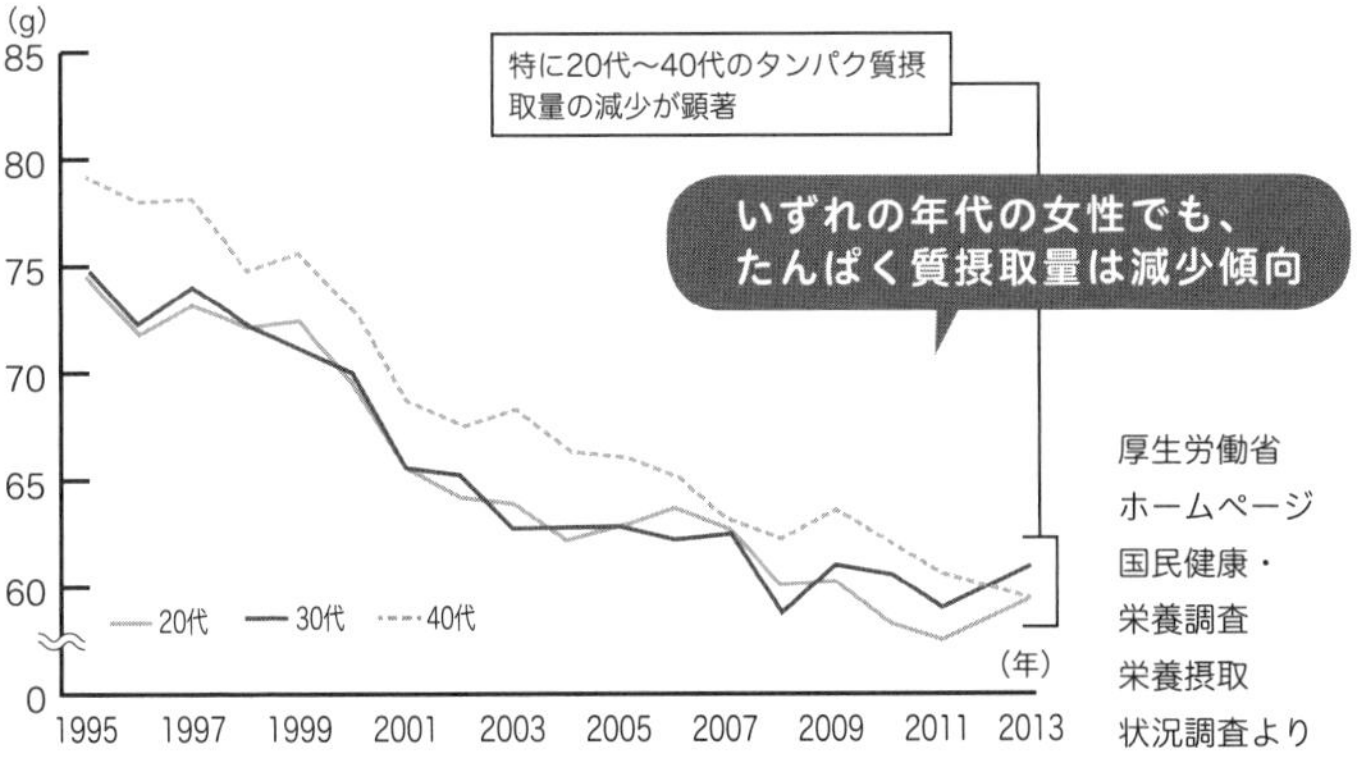

厚生労働省ホームページ国民健康・栄養調査栄養摂取状況調査より

20代〜40代の女性でいえば、1日の必要量より20gくらい少ないのが現状です。しかも「1日の必要量」は妊娠していない方が前提ですから、自分の体や健康を維持するのに必要なレベルにすら達していないことが分かります。それでは妊活どころではありません。まずはしっかりタンパク質を摂って自分の筋肉や血液を充実させて、赤ちゃんを迎えられる体になりましょう。

もっと身近に！　タンパク質を知るQ＆A

さて、タンパク質を摂って自分の筋肉や血液を充実させ、赤ちゃんを迎えられる体に……。と言われても、「何からすれば……」という方も多いはず。ここではそんな疑問にお答えする形でQ＆A方式で紹介しましょう。

Q1

次のうち、タンパク源となる食品はどれ？

肉　魚　乳製品　卵　大豆　きな粉

A 正解は「すべて」です。

タンパク質とひとくちにいっても、その種類は20種類に上ります。しかも、それぞれのタンパク質のモト（アミノ酸といいます）にもいろいろな種類があり、およそ20種のアミノ酸の中でも9種類は、私たちの体で作れないため食事から摂る必要があります。それが必須アミノ酸（※）といわれるもの。ですから、たく

※必須アミノ酸
必須アミノ酸とは、私たちの体では合成できず、食べ物から摂り入れる必要があるアミノ酸のこと。成人は9種類、赤ちゃんは10種類ある。9種類の必須アミノ酸のうち1種類不足しただけで、その他のアミノ酸の働きも制限されてしまうため、さまざまな種類のタンパク源を摂取することが大切です。

さんの種類の食品から、さまざまなタイプのタンパク質を摂る必要があるのです。「肉を食べているから大丈夫！」「私は豆や豆腐が大好きなの」といって安心してしまうのはNG。もちろんベジタリアンもNGです。妊活期の女性なら、動物性のタンパク質を欠かすことはできません。１日ですべてを賄う必要はありませんが、「昼は肉を食べたから、夜はお魚にしようかな」「豆を最近食べていないからお味噌汁は豆腐にしよう」など、食事のときにバランスを取るようにしてください。

Q2

妊活期の女性に1日に必要なタンパク質はどのくらいでしょう？
（※下記では体重50kgの場合で計算しています）

A 手のひら3杯分、およそ75～100gが必要。

人間が一日に必要なタンパク質の目安は、体重1キロ当たり1～1・5グラムといわれています。体重50キロの女性なら、およそ50～75グラムという計算になります。P.57の表で見たように、例えば30代の女性が1日に摂取しているタンパ

※計算式

$$1 \sim 1.5 \times 50 = 50 \sim 75$$

- 1～1.5：体重1キロあたり1日に必要なタンパク質の量（g）
- 50：体重（kg）
- 50～75：その体重の人が1日に必要なタンパク質の量（g）

ク質は60g程度ですから、すでに不足気味だということが分かります。

しかも妊娠することを考えれば、胎児に栄養を補給するために体重1キロ当たり1・5～2グラムは摂りたいもの。となると、体重50キロの女性なら75～100グラムは必要となります。

Q3 妊活中の女性が、豚のしょうが焼きで一日に必要なタンパク質を摂るには、何人前必要でしょうか？

A 4～5人前

先ほどのQにあったように、妊活期の女性（体重50キロとします）に必要なタンパク質は、1日で75～100グラムになります。ところが、標準的な豚のしょうが焼きに含まれるタンパク質の量は20グラム程度。なんと4～5人前も食べる必要があるのです。さんまの塩焼き（一尾）も約20グラム、目玉焼きで約6グラム、納豆1パックで約8グラム、木綿豆腐1丁で約20グラム。こう考えると、朝昼晩と毎食タンパク質を意識しないと必要量は摂れないし、朝ご飯を抜くのがもったいないことだとよく分かりますよね。また、メインの主菜だけではなく副菜などでもタンパク質を摂るのが、効率のいい妊活だということもお分かりいただけるかと思います。

Q4

妊活中に摂るタンパク質として、どちらがお勧め？

ヒレ肉　ロース肉

A　ヒレ肉

タンパク質を摂りたいのはやまやまですが、肉類を摂ると脂質も多くなってしまうので注意しましょう。霜降り肉ではなく赤身肉を選んだほうがベターですし、鶏ならもも肉よりも胸肉やささみ肉がお勧めです。鶏のもも肉を調理する場合は、皮や脂は取り除きましょう。

Q5

次のうち、〝貧血予備軍〟の症状は？

疲れやすい／口内炎ができやすい／顔色が悪い／肩こりがひどい／冷え性である

Ⓐ すべての症状に、隠れ貧血の可能性が

現代女性の半分は貧血だとか、8割は貧血だとかドクターによって意見はわかれますが、それくらいに女性と貧血は切っても切れない関係に。それでは子宮に良質な血液を送り込むこともできませんし、妊婦さんが重度の貧血だと低体重出生児が増えるともいわれていますので、しっかり予防しておきたいところです。

貧血というとめまいや立ちくらみがある人のもの、と思っている方が多いのですが大間違い。それはかなり重度の症状で、そのもっと手前に、疲れやすさやひどいコリなどたくさんの症状があります。どれか1つでも当てはまる人は隠れ貧血の可能性があるので、一度血液検査をしてみるのもいいかもしれません。

貧血を予防するには鉄分とよくいわれますが（※）、実は鉄分だけでは体に上手に蓄えられません。タンパク質のヘルプがないと鉄分が貯蔵されず、実際にタンパク質不足ゆえの貧血も増えているそうです。逆に鉄分がしっかり蓄えられると肌や髪、爪も丈夫になるなど見た目にもいいことがありますので、妊娠前からしっかりタンパク質と鉄分を補給しましょう。

※鉄分には「ヘム鉄」と「非ヘム鉄」の2種類があり、体にとって重要なのは吸収率がよく貯蔵されやすいヘム鉄のほう。これは豚や鶏のレバー、牛の赤身肉、しじみ、あさり、カツオなどに多く含まれる。現状では日本人が摂取する鉄の8割以上が非ヘム鉄（ほうれん草、ひじきなど）から摂られているが、ヘム鉄の吸収率はこれらの5～6倍なのでヘム鉄を摂る方が効率的。

脂質～ホルモンの材料

Check List

脂質Check List

- ☐ カロリーの摂り過ぎになるから、油は控えている。
- ☐ 揚げ物を食べる機会が週に2回はある。
- ☐ コレステロールが高い、もしくは低いと指摘されたことがある。
- ☐ 家ではサラダ油を使っている。
- ☐ 体脂肪率が18%を切っている、あるいは切ったことがある
- ☐ 青魚を食べるのは月に1～2回だ
- ☐ パンや菓子パンを週2回以上は食べる
- ☐ 外食が多い
- ☐ 菓子パンなどでご飯を済ませることがときどきある。
- ☐ スナック菓子の買い置きがある。

脂質でポイントになるのは「質」です。タンパク質と違って量的には足りているのですが、「いい油」が取れていないケースがほとんど。チェックリストで3つ以上にチェックが入った人は、意識していい油を摂るようにしてください。

女性は「食用の油」というと「太るんでしょ」「良くないんでしょ」と思いがちですが、油だってもちろん体には欠かせない、大切な栄養素です。体を動かすときのエネルギー源になりますし、細胞の膜を作っているのも脂質。また、ホルモンや血液の原料にもなります。

そして、データを見ると現代女性は十分過ぎる脂質を摂っていますので、摂り過ぎにも気を付けてほしいところ。成人で一日に必要とされる脂質は約50gですが、料理に使う油だけではなく食品に含有される油もカウントされます。例えばクロワッサン1個（40g）の脂質はおよそ10g。ファーストフード店のポテトフライSサイズ（74g）ならうち20gは油です。牛ばら肉100gなら、そのうち50gは脂質（!）というから、あっという間に一日の必要量に達してしまうことが分かりますよね。揚げ物や脂身の多い肉にはくれぐれも注意してください。

また、この本で妊活中の方にぜひ知っていただきたいのは「いい油と悪い油がある」ということです。

目安の1つは「加熱しているか、していないか」。フレッシュな生の油はいいのですが、料理に使って加熱すればするほど油は傷みます。その最たるものは揚げ物。油はホルモンを作る大切な材料になりますから、傷んだものを摂っていては意味がありません。揚げ物はなるべく減らし、ドレッシングなど生の状態でオイルを摂る機会を増やしましょう。

もう1つの目安は「オメガ3を摂る」ということ。油は大きく3つの種類（※）に分かれます。心疾患やアレルギー、卵巣系のトラブルを避けるためにはぜひオメガ3を活用したいところですね。めでたく妊娠した際には、赤ちゃんの器官形成にも必要なため、普段からオメガ3を意識する事が大切です。

※脂肪酸の中には人間の体で作り出すことができるオメガ9（＝オレイン酸。代表的なものとしてオリーブオイル、キャノーラ油など）と、人間の体では作り出すことができないオメガ6（＝リノール酸。代表的なものとして紅花油、ゴマ油、コーン油など）、オメガ3（＝α-リノレン酸。代表的なものとして魚の脂に含まれるDHAやEPA、亜麻仁油など）がある。18歳〜49歳の女性のオメガ3摂取目安量は1.6g/日で妊婦授乳婦は1.8g/日。

もっと身近に！　脂質を知るQ&A

卵巣系のトラブルを避けるためにはぜひオメガ3。具体的にどんな食品でオメガ3が摂れるのかは、この後のQ&Aで明らかにしていきますので、じっくり取り組んでください。

Q1

次のうち、オメガ3を多く含む魚はどれ？
タラ／サンマ／サバ／タイ

A サンマ、サバ

「青魚に多くのオメガ3が含まれます」といっても、「これは青魚？」と迷ってしまうことがありますよね。背中の青い回遊魚なのでサンマやサバ以外にも、ニシンやブリ、カツオ、マグロなども含まれます。

これらのお魚は、可能ならお刺身で食べるのがお勧め。というのも、料理すると大切な脂が落ちてしまいますし成分が壊れたりもするので、生で食べたときの状態より2割ほど栄養が減るからです（とはいえ、まったく食べないよりも食べた方がいいのはもちろんなので、焼きサンマやサバの煮付けなどもどんどん食べてくださいね！）

Q2 加熱調理の油、おすすめはどれ？ サラダ油／オリーブオイル／亜麻仁油

A オリーブオイル

お料理に使う油がサラダ油だという方は、ぜひオリーブオイルに切り替えてください。というのも、サラダ油はさまざまな種類の油を混ぜて作られているのですが、高熱を加えて精製されているのでトランス脂肪酸（P.70で後述します。今は〝良くない油〟とだけ覚えていただければ十分！）の割合が高くなっていることが多いのです。

逆にトランス脂肪酸が少なく、熱を加えても変質しにくいのがオリーブオイル。

炒め物など日々のお料理に使うのがお勧めです。

亜麻仁油やえごま油（シソ油）には私たちが体で作れないオメガ3系の油が豊富に含まれているのでぜひ取りたいところですが、加熱すると大切な成分が壊れてしまうので注意しましょう。オメガ3系のオイルは高価な物が多いですから、せっかく摂るのに大切な栄養成分が壊れてしまうような食べ方はもったいない！サラダにかけたり、食べる直前の汁物に加えるなどがお勧めです。

食品はあくまでも食品であり、お薬や魔法ではありません。また、「〇〇だけを摂取」という偏りが良くないのは、ここまで本を読んでくださった方なら想像がつくのではないでしょうか。脂質に限らず、バランスよくいろんな物を摂るのが健康のためにも、リスク回避のためにも大切です。

Q3

油は、どこに保存している？

冷蔵庫／コンロの横／コンロ下など引き出しの中

A コンロ下などの引き出しの中、あるいは冷蔵庫

油はとても酸化しやすいもの。酸化というと分かりにくいですが、平たく言えば「傷んでしまう」ということ。何度か揚げ物に使った油は、色が黒っぽくなりますよね。色やニオイが変わった古い油（＝酸化した油）はおいしくありませんが、摂取したときも体内で悪さをします。酸化した油は体内で炎症を起こす原因にもなります。アレルギーの原因を酸化した油だというドクターもいるほどで、アトピーや花粉症の方なら特に注意したいところ。また、体内に炎症があると細胞の老化が進みますので、卵子老化が気になる妊活中の方なら酸化した油は極力取らないようにする必要があります。

そして、熱にも酸素にも弱いのが油の特徴。つまり、太陽に当たったり熱を加えたり、空気に触れていればいるほど傷んでしまうのです。考えてみれば、高級ないい油ほど光を通さない遮光瓶に入っていますよね。ですから、日常に使う油を置いておくなら、ガス台の下など光の入ってこない、涼しいところに保存するのが鉄則です。

ただし、亜麻仁油やえごま油（シソ油）などのオメガ3系は特に熱に弱いので、冷蔵庫保存がお勧めです。アメリカなどではスーパーで売っているときも冷蔵庫に入っているほどなので、生ものだという意識で扱ってください。開封したら数週間で使い切るのがお勧め。それ以外のオリーブオイルやごま油、菜種油などについては使用頻度が高いので、冷暗所であれば常温保存でまったく問題ありません。逆に、冷蔵庫に入れると固まってしまいますし、何度も出し入れすることで温度差による劣化の可能性も。引き出しの中など日の当たらない、涼しい場所に置いておきましょう。

Q4

次のうち、「危険な油」が多く含まれるのはどれ？

マーガリン　スナック菓子　コーヒーフレッシュ

A マーガリン、スナック菓子、コーヒーフレッシュの全て

皆さんは「トランス脂肪酸」について聞いたことがありますか？　これは人工的に作られた油で、大変リーズナブル。そのため加工食品によく使用されているのですが、心疾患や脂質異常、それに卵巣機能の低下を引き起こすといわれています。アメリカでは別名〝狂った油〟とも呼ばれ、使用を禁止している州も多く

ります。

そんな、妊娠したい人は極力避けるべきトランス脂肪酸ですが、何に入っているかがちょっと分かりにくいんですよね。油を使う食品をリーズナブルに作るときに使われますので、お菓子や揚げ物を買うときには原材料名をチェックしてください。ショートニング、ファットスプレッド、マーガリンが入っていたら、これはＮＧ。また、ファーストフードの揚げ物やスーパーで売られている揚げ物も、リーズナブルな油を使っている可能性があるのでＮＧです。意外なところではコーヒーフレッシュも、トランス脂肪酸がたっぷり入っているので要注意です。

Q5
サラダを食べるなら、どちらで食べる？ ノンオイルドレッシング／オリーブオイル＋お酢

A オリーブオイル ＋ お酢

脂質の摂り過ぎになるから……とノンオイルドレッシングを使っている人が少なくありませんが、普通のオイルを使った手作りドレッシングの方がお勧めです。

ノンオイルと聞くとカロリーも低くてヘルシーそうなイメージがありますが、実はノンオイルにするとコクがなくなるのでコクやうま味を出すためにブドウ糖果糖液糖といった甘味料を加えていることがほとんどです。それによってコクが生まれておいしく感じられるのですが、血糖値が急上昇したり肝臓に負担が掛かることに。普通にオリーブオイル＋お酢で作ったドレッシングの方がはるかに体に良いのです。もちろん油の摂り過ぎはよくないですし、質は重要ですから、サラダ油などではなくオリーブオイル、あれば亜麻仁油やえごま油（シソ油）を使うよう心掛けてください。

炭水化物〜勘違いされっぱなしな〝エネルギー源〟

Check List

炭水化物Check List

- □ コーヒーや紅茶には砂糖を入れる
- □ 糖質オフダイエットをしたことがある
- □ ご飯よりもパンが好き
- □ ランチはパスタやパンが多い
- □ ご飯(米)を1日に1回も摂らないことがある
- □ パートナー(もしくは自分も)が、コーラやポテトチップスをやめられない。
- □ デスクの中や家に、甘い物を常備している
- □ スポーツドリンクやエナジードリンクを時々飲む
- □ 疲れやすい、あるいは日中に眠くなることが多い

いかがでしたか？　炭水化物を摂ること自体は問題ではなく、ぜひ摂っていただきたいもの。問題となるのは「何で摂っているか」という質です。このリストでは、厳しいですがチェックマークが1つも入らない状態を目標にしてください。

ここ数年で、ダイエットの天敵のような存在になってしまった炭水化物。食べれば太るし、若さも損ねられる。炭水化物を制限すればするほど健康で長生きできる……なんて説がさんざん喧伝されましたが、ちょっと待って！　炭水化物はそんな悪者ではありません。私たちの体を動かす大切なエネルギー源であり、妊活にももちろん欠かせません。「炭水化物抜きダイエット」なんてとんでもない！

ではどれくらいの量を？と考える前に、炭水化物と糖質の違いについて説明しましょう。栄養学的にはどちらも「炭水化物」に分類されますが、私たちが食べたときの体の反応はかなり違います。糖質はあっという間に血糖値を急上昇させますが、炭水化物は「糖質＋食物繊維」なので消化吸収がゆっくり進み、血糖値が上がりにくいというメリットがあります。血糖値がしょっちゅう急上昇していると低血糖や血糖値が高い状態が続き、ホルモンバランスが乱れ、排卵にも影響し妊娠力が低下します（ＰＣＯＳ＝多嚢胞性卵巣症候群※の女性の多くが血糖

※多嚢胞性卵巣症候群（PCOS：polycystic ovarian syndrome）
若い女性の排卵障害として多くみられる症状で、卵胞が卵巣の中にたくさんでき、ある程度の大きさにはなるが、排卵がおこりにくくなる疾患のこと。

が下がりにくい状態を伴うといわれている）。そうならないためにも、糖質、それも精製してある白砂糖はなるべく避けたいもの。精製度の低い茶色い砂糖なら吸収のスピードが穏やかですし、ミネラルなど他の栄養素も含まれるのでお勧めです。白砂糖（やそれが含まれるお菓子）を摂る機会を極力減らし、その分をご飯で摂るのが正しい妊活です。

クライアントさんに会って妊活の指導をしていると、勘違いしている方が多いのに驚きます。「ビールを飲みたいから、ご飯は食べないようにしています」とか、ご飯を控えているわりに菓子パンやお菓子を食べてしまっている人も少なくありません。でも、そうやってご飯を食べるチャンスを減らしてしまうと、必然的におかず（＝大切なタンパク質やミネラル、ビタミン）の摂取量も減ってしまい、栄養バランスが乱れてしまいます。単純に「糖質を減らしたらいいんでしょ」ではなく、食の習慣やバランスを見直すことが、妊活には大切なのです。

もっと身近に！　炭水化物を知るQ＆A

日本人の主食であるご飯やパン、うどんやパスタなどの麺類などに多く含まれる炭水化物。最近では「炭水化物抜きダイエット」の影響で「炭水化物＝太る」というイメージが強いですが、炭水化物は、エネルギー源として大事な栄養素。特に妊娠中はママと赤ちゃんの活動するエネルギーを補給しなければなりません。炭水化物の一種である糖質も赤ちゃんに欠かせない栄養素の一つなのです。でも、量よりも質が重要。どんなものが妊活に良いのか紹介しましょう。

Q1

同じ食べるなら、どちらが妊活向き？
（白米／雑穀米）（白パン／全粒粉パン）（うどん／そば）

A

〝色のついているもの〟が妊活向きです。

すでに説明したように、「糖質＋食物繊維」が炭水化物です。ですから、同じ食べるのであれば、食物繊維がより豊富な物を選ぶのがお得です。スーパーで買うとき、レストランでメニューを選ぶときには「茶色い物」を目安にしましょう。玄米や雑穀米、全粒粉のパン、おそばなど、色の付いている物の方が食物繊維もミネラルも同時に摂ることができます。

自宅の調理で玄米や雑穀米を使うのが面倒な方は、コンビニおにぎりやファミレスご飯を選ぶときにチェックしてみてください。玄米や雑穀米を選べるところが増えてきていませんか？　外食の際に、ぜひこういったビタミンやミネラル、食物繊維が豊富な炭水化物を摂って賢く妊活してください。

Q2 炭水化物を極端に減らすと、なりやすい症状は？

A 便秘

食物繊維も含んでいる炭水化物は、便の材料になります。野菜を食べていれば大丈夫！と思い込んでいる人も多いけれど、とんでもない。ご飯は水分を抱えたまま大腸まで届くので、便に程よい柔らかさを与えてくれます。また、炭水化物は腸内の善玉菌のエサになるので、炭水化物不足だと腸内の細菌バランスが崩れてしまう、というデータも。それでは炭水化物だけではなく、タンパク質など他の栄養素の吸収率も悪くなってしまいます。

また腸内環境を整えておくことは免疫力アップにつながるので、妊娠中の感染症を防ぐことができたり、赤ちゃんに良い腸内細菌を届けることができます。炭水化物を減らすのではなく、毎食お茶碗1杯くらいの量は摂ること、なるべく精製されていない物を選ぶことが大切です。

Q3 炭水化物を食べるとき、一緒に摂りたいものは？

A ビタミン、ミネラル、タンパク質

炭水化物は消化されるとブドウ糖などになり、腸で栄養として吸収されます。ただ、炭水化物を単体で摂ると消化が早くて血糖値が急激に上がってしまいます。つまり、単体で食べると太りやすいということ。同時にビタミンやミネラル、それにタンパク質を摂ることで消化吸収をゆっくり進めることができます。

例えばラーメンを食べるのだとしたら（あまりお勧めではありませんが）麺とスープだけよりも卵（タンパク質）やネギ、青菜、ノリ（ビタミン・ミネラル）などのトッピングもオーダーすべき。どうせパスタを食べるなら、ペペロンチーノ（炭水化物と脂質しかありません！）よりもミートソースなど野菜とお肉も入った物を選ぶ方が、栄養バランスはだいぶ良くなります。

Q4

スポーツドリンク1本（500㎖）に含まれる砂糖の量は？
10グラム　20グラム　30グラム

A

30グラム

これはメーカーによっても多少の差はありますが、スポーツドリンクやエナジードリンクには、びっくりするくらい大量の糖分が入っています。30グラムもの砂糖を溶かしたお水は到底飲めたものではないのですが、酸味を足したりと味を工夫することで飲めてしまう物にしてあるよう。また、砂糖ではなく人工甘味料を使ってカロリーを抑えたり、果糖を使っているケースも多くあります（ちなみに果糖は砂糖と違い、大量に摂ってもなぜか満腹感が出ないのが特徴です。スポーツドリンクだけでなく、甘い炭酸飲料などゴクゴク飲める物には果糖が使われていることが多いのですが、妊活の観点からみても摂取はお勧めできません）。

ちなみに「果糖」という名前に反応して、「果物もダメなのね！」と思ってしまう方が時々いらっしゃるのですが、それは勘違い。清涼飲料水などに含まれているタイプ（ブドウ糖果糖液糖など。専門的には異性化糖と呼びます）が体に良くないだけで、果物に含まれる果糖はまったく問題ありませんし、ビタミンや食物繊維など各種栄養素も豊富です。食べ過ぎは論外ですが、果物は積極的に摂ってください。

例えばコーヒーショップの、こってりと生クリームや砂糖が入ったコーヒーなどはいかにも甘そうなので、まだ注意できます。けれど、一見健康そうに見えるスポーツドリンクやエナジードリンクに入っている砂糖には無防備になってしまいがちなのでご用心を。甘い物を摂るのがすべていけないとは思いませんが、意識せず摂った飲み物で砂糖過剰になってしまう事態は避けてください。

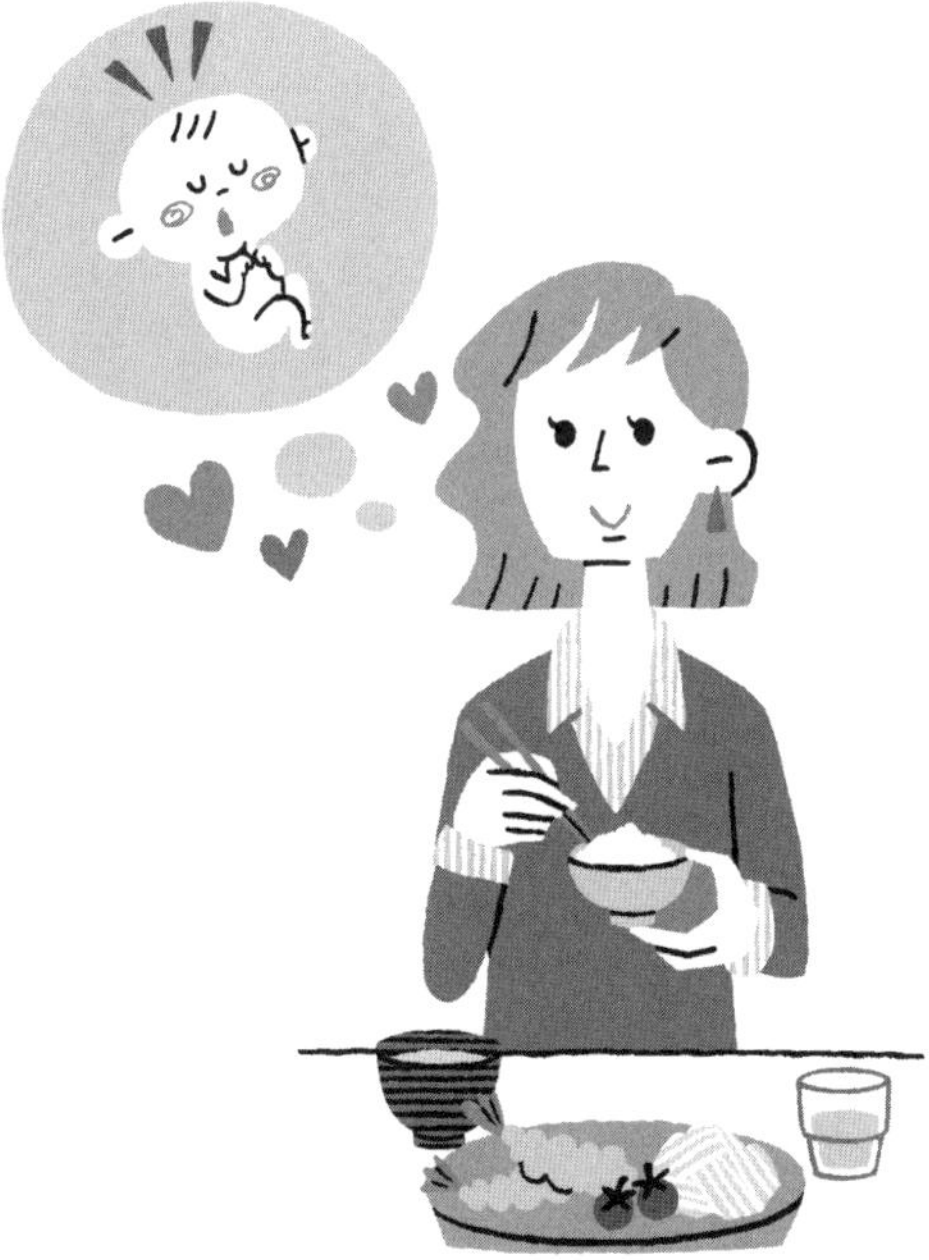

STEP2

妊娠に欠かせない栄養素を摂る

妊活関連の本を見ると、たくさんの栄養素がずらずらと並んでいてめまいを起こしそう！　あれもこれも摂らなくちゃという気になりますが、ちょっと待って。いきなりすべてを摂るのはハードルが高過ぎるし、食事がストレスになりかねません。ストレスというのは漠然とした言い方で私はあまり好きではありませんが、「あの栄養が足りなかった……」「今日も外食してしまった」なんてクヨクヨしていたら心に良くないし、そういう精神状態が妊活にいけないのは火を見るより明らかです。

ですから、「まずはコレを絶対に摂って！」というものから始めましょう。私が現代女性にファーストステップとしてお勧めしているのは、ビタミンE、亜鉛、ビタミンD、鉄、葉酸の５つです。妊活に臨むすべての女性に、この５つの栄養素は間違いなく不足しています。

「野菜は1日350g」なんて知識が広まる前から、女性たちは野菜や果物が大好き。好きが高じてベジタリアンになったり、マクロビオティックを実践しているなんて方もいらっしゃるかもしれません。しかし、ベジタリアンやマクロビオティックのような「菜食主義」、「○○しか食べない」という食べ方は、何かしらの栄養素が必ず不足します。このように偏った食事の結果として、妊娠適齢期の女性のほとんどが、いや、私がこれまでカウンセリングをしてきた方では全員が、この5つの栄養素が不足していました。それぞれがどうして大切なのか、こちらもQ&Aで説明していきましょう。

ビタミンE～〝妊娠のビタミン〟

活性酸素という言葉を聞いたことがありますか？　紫外線を浴びたりストレス

を受けたり、激しい運動をしたりすると発生してしまうもの。私たちが生きる上でどうしても生じてしまうものですが、これは増え過ぎると細胞をどんどん傷つけてしまう、いわば、体をサビさせる悪者になってしまいます。美容に詳しい方なら、ここ20年ほどの皮膚科学のメーンテーマが「活性酸素といかに戦うか」だったと思い当たるかもしれません。

そして、そんな悪者＝活性酸素をやっつけてくれるものの総称が、抗酸化物質です。そう、ビタミンEは調理による損失も少なく安定しており抗酸化作用の高い栄養素です。またビタミンEの化学名のトコフェロール（Tocopherol）のTocosはギリシャ語で「子供を産む」という意味があります。ビタミンEは不妊治療や初期の流産防止に病院で処方されることもあるほどですから、妊活期にはぜひとも取りたい栄養素です。

ビタミンEはホルモン分泌を調整してくれる作用もありますし、排卵障害の治療に使われることもあります。かくも婦人科系と関わりが深いビタミンなので、どんな食材に含まれているか、毎日摂れているかちょっと意識してみてください。

Q1

次のうち、ビタミンEが豊富な食材は？
かぼちゃ／いちご／ナッツ／トマト／トラウトサーモン（マス）

A 挙げた中では、かぼちゃやナッツ、それにトラウトサーモン（マス）などがビタミンE豊富な食材の代表格。この他アボカドやウナギ、ツナ缶（オイル漬け）などにも多く含まれています。

Q2

次のうち、ビタミンEが得意なことは？
活性酸素の除去に役立つ／血行をよくする／ホルモン分泌に関わる

A 3つとも正解です。

血行をアップさせてくれるというと「冷え性改善？」なんて思われる方、その通りです。手足が冷える、エアコンがつらいという方にもビタミンEはお勧めです。また、30代～40代の妊活中の方にぜひ注目してほしいのが、「卵胞に伸びる血管を強化してくれる」という働きです。年齢を重ねるとこの血管が細くなるため、卵子に栄養が届きにくくなるというのはよく知られているところ。ビタミンEを摂ることで細くなった部分の血流が促されるので、結果として卵子の発育につながるのです。

もうひとつ、ストレスによる影響を受けやすいといわれる男性の精子の数や質を上げるのにも、抗酸化力の高い食品は一役買ってくれます。活性酸素と戦うためには、カップルで毎日の食事に抗酸化力の高い物を摂り入れてください。

Q3

ビタミンEと一緒に摂ると良いとされる栄養素は？
カルシウム／ビタミンC／カリウム／脂質／ビタミンA

A ビタミンC、脂質、ビタミンA

よく「ビタミンはチームで働いている」という言い方をしますが、ビタミン類は単体で摂るよりたくさんの種類を一緒に摂った方が効力を発揮します。私は基本的にサプリメントを摂りませんが（理由はP.113に後述します）、もし何らかの事情で摂らなければならなくなったら、単体ではなく絶対にマルチビタミンを選びます。それくらい、複数のビタミンの組み合わせは効果が高くなるのです。

中でもビタミンA、C、Eは「抗酸化ビタミン」としてチームで働く仲間です。ビタミンCが酸化されたビタミンEを還元して再び働けるようにし、ビタミンEがビタミンAの酸化を防ぐといったように、チームで働きビタミンACE（エース）と呼ばれるほど。

また、ビタミンEは「脂溶性ビタミン」、つまり油に溶けて吸収される性質なので、脂質も同時に摂ると吸収率がさらにアップ。ビタミンEを多く含む食材をサラダにしてオリーブオイルをかけたり、油で炒めたりして摂るのがお勧めです。

Q4

アーモンドで一日に必要なビタミンEを摂るとしたら、何粒必要？

A 約20粒

1日に必要とされるビタミンEはおよそ6ミリグラム。これをアーモンドに換算すると、だいたい20粒程度で摂れてしまう量です。ツナ缶（オイル漬け）なら

1缶（80g）で6・6ミリグラム、うなぎの蒲焼き（100g）は4・9ミリグラム、かぼちゃの煮付け1食分は約4ミリグラム。こうしてみると、ビタミンEを摂取するのはさほど難しくない気がしませんか？

ただし、「いろんな食材から摂る」ことが妊活の基本ではあります。摂取量の目安をイメージしやすいようにアーモンドに換算しましたが、すべてのビタミンEをアーモンドから賄おうとするのはNG。さまざまな食材から少しずつ摂るようにしてください。

亜鉛～〝性のミネラル〟

亜鉛は妊活中の女性だけでなく、パートナーの男性にもぜひ摂っていただきたい栄養素の筆頭です。というのも、「セックスミネラル」と呼ばれるように亜鉛は性的な機能にも深く関わっているので、子供のほしい人なら男女ともに摂って損はなし。また、男性の精子の生成をサポートしたり、精子の運動率を上げる働きもあるので、ぜひパートナーと一緒に食べてほしいものです。

また、亜鉛は細胞が分裂するときにも不可欠なミネラルです。人間の体内でいちばんスピードが激しい細胞分裂といえば……そうです、卵子は受精すると激しく細胞分裂を繰り返して胎児になっていきます。赤ちゃんがお腹の中で成長し、無事に出産するときにも大量の亜鉛が使われるのです。

Q1

次のうち、亜鉛不足な人に当てはまる症状は？
虫さされ跡が消えない／味覚が鈍い／爪に白い斑点がある

A　すべての症状が、亜鉛不足の疑いがあります。

亜鉛の大切な働きは何でしたか？「細胞分裂を助ける」でしたよね。肌や爪、髪の生まれ変わりもサポートされますから、肌や髪、爪が弱いのは亜鉛不足の可能性があります。また、味を感じる細胞の生まれ変わりにも関わるため、味が分からないという味覚障害も亜鉛が足りないケースが。逆にいえば、亜鉛を摂ることで妊活にもなるし、美もかなうのですからいいことずくめです。

Q2

赤ちゃんが初めて飲む母乳（初乳）の亜鉛は、生後3カ月のときの母乳の何倍？

A 8倍

厚労省からも妊娠中、授乳中の女性は亜鉛を積極的に摂るようにと指導されているほど。それもそのはずで、日々細胞分裂を繰り返す赤ちゃんは亜鉛を大量に消費するのです。これはお腹の中にいる胎児のときも同様。受精卵がきちんと細胞分裂を繰り返し、育って立派に産み月を迎えるまでには、大量の亜鉛が必要となります。お母さんが亜鉛不足だと赤ちゃんも当然亜鉛不足になるので妊活中からしっかり摂っていきましょう。

Q3

「○○が苦手な人は、亜鉛不足の可能性が」。○○って何？

A 牡蠣《かき》

亜鉛の含有量が群を抜いて多い食材といえば、牡蠣をおいて他にありません。

むき身たったの4個で1日に必要な8ミリグラムを摂れてしまうほど効率のいい食材で、これほどグラム当たりの亜鉛含有量が高い食品はありません。

ですから、牡蠣が苦手という方は他の食材でせっせと補う必要があります。例えば納豆（1パック1mg）、豚レバー（100gあたり7mg）、玄米ご飯（茶わん一杯で1・2mg）、ウナギ（一串2・7mg）、牛肉（赤身）（100gで5・6mg）あたりをこまめに取りたいところ。意識して摂るように努めましょう。

ビタミンD～高齢妊活の味方

妊活に関心のある女性なら、子宮ではなく卵巣こそが婦人科系の要だとご存知かもしれません。子宮は筋肉でできた袋のようなもので、「もっと内膜を厚くしなさい」「そろそろ内膜を捨てなさい」といった指令を送っているのは卵巣から分泌されるホルモンです。ですから、卵巣年齢を若々しく保つことは、30歳過ぎの妊活にはとても大切です。

そして、卵巣年齢を決める大きな要因の一つが、血液中のビタミンD濃度だということが最近の研究で分かってきました。イタリアの研究によるとビタミンDレベルが低いグループを高いグループと比較すると、着床率がなんと半分くらい違うと判明しました。

また、これは別の研究ですが、BMI18・5以下や血中のビタミンD濃度が低い女性を調べると、おしなべて卵巣年齢が高いということも分かりました。ですから、卵巣のアンチエイジングとして、またいずれ訪れる更年期後の骨粗しょう症予防としても、ビタミンD（ビタミンDは、カルシウムの吸収を助ける働きもある）を積極的に摂るべき、というのが妊活の最前線の知恵です。

Q1 ビタミンDが豊富に含まれている食品を3つあげてください。

A きのこ類、しらす干し、サケ

ビタミンDが豊富な食材は、日本人の食事にはもともと多かったもの（※）。

※ビタミンD含有量の目安
サケの塩焼き（25.6μg）、うなぎの蒲焼一食分（19μg）、サンマ塩焼き（19μg）、サバ塩焼き（8.8μg）など。

キクラゲ、イワシの丸干し、アンキモ、身欠きニシン（ニシンの干物）などを買って、自宅で食べている人はかなり少ないのではないでしょうか？　これらを手軽に摂取したいなら、外食でぜひ居酒屋さんを利用してみてください（笑）。アンキモポン酢やしらすおろし、焼き魚などのビタミンD豊富なメニューがずらりと並んでいます。

自宅で常備するなら、まずは手軽なしらす干しを。煮干しとナッツを混ぜた市販のおつまみをおやつ代わりにするのもいいですね。妊活だけでなく、骨粗しょう症予防など40代後半からの生活の質を左右します。〝骨貯金〟の一環としてちょこちょこ食べるようにしましょう。

Q2 食品から摂る以外に、体内のビタミンDを増やす方法は？

A 日光浴

実は、体内でもビタミンDは合成されています。その合成を促すのが日光浴。といっても、一日中日差しにさらされている必要はありません。必要なビタミン

Dを合成するには、1日にだいたい15分でOK。しかも、全身ではなく、小さな面積（例えば両方の手のひら）を日光に当てれば大丈夫ということなので、それほど負担に感じる必要はなさそう。

ただ、全身の紫外線カットがあまりに完璧だったり、日傘や手袋などでガードしてしまっている人はビタミンDが合成されにくくなります。キレイでいたい女心も分かりますが、せめて顔以外の一部を日光浴させてビタミンD合成を促してください。

Q3

ビタミンDがいちばん不足している年代は？（女性）

20代／30代／40代／50代

A

30代／40代

ビタミンDの必要量は、妊活中の人なら1日5・5マイクログラムが目安。ところが平成26年の国民健康・栄養調査の統計によると、食品を通じた摂取量が30代は5・2マイクログラム、40代では5・4マイクログラムと30代、40代は不足していることが分かります。骨粗しょう症が気になる高齢者ほどビタミンDをしっかり取っているのですが、ぜひ妊活世代もまねしていただきたいところです。

鉄～〝鉄貯金〟で、健康な妊婦に

女性は毎月の生理によって一定量の血液を失うため、慢性的な鉄分不足であることがほとんど。P.62でもお話ししましたが、めまいや立ちくらみといった症状は貧血がかなり進んで初めて自覚されるもの。もっと手前の「疲れやすい」「顔がくすみがち」「偏頭痛がする」といった症状は隠れ貧血のサインかも。妊活中の女性なら、一度病院でチェックするのもお勧めです。

特にポイントとなるのは、血液中のヘモグロビンではなくフェリチンと呼ばれる〝貯蔵鉄〟の状態。お財布に入れているお金と銀行に預けているお金があるように、鉄も体内を巡っているものと、蓄えている〝鉄の貯金〟の2種類があり、この貯金のほうが大切なのです。

というのも、妊娠すると赤ちゃんに鉄分をじゃんじゃん回すから。蓄えられた鉄分がどんどん使われてしまうので、この〝鉄の貯金〟が少ないと妊娠中に貧血に悩まされることに。1日に必要な推奨量は10・5ミリグラムですが、妊娠中期からはなんと、プラス15ミリグラムが必要になります。外食で鉄分の豊富な物を選んだり、自宅ご飯のレパートリーに鉄分メニューを増やしたりといった工夫が欠かせません。また、鉄分は黄体ホルモンの分泌に関わってきます。妊娠状態を継続し、無事な出産までつなげるには、意識して鉄分を摂取しなければならないと心してください。

Q1

ヘム鉄（動物性食品の鉄分）と非ヘム鉄（植物性食品の鉄分）では、吸収率はどのくらい違う？

A **5倍**

非ヘム鉄の吸収率は5％ですが、ヘム鉄はなんと25％。「貧血にはプルーン」

なんて思われがちですが、植物性の非ヘム鉄では〝鉄の貯金〟に回すほどの量を吸収するのはなかなか難しいもの。せっかく摂ったものを効率よく体に蓄えるためにも、鉄分の吸収という意味では動物性食品を摂った方がよさそう。レバー（牛、豚、鶏いずれも）やカツオはもちろんですが、アサリや煮干し、卵、牛肉も鉄分を多く含む秀逸食材です。

Q2

植物性食品の非ヘム鉄の吸収率をアップさせるにはどうしたらよい？

A　吸収率を高めるビタミンCを同時に摂ること。

例えばヒジキや切り干し大根などの乾物、納豆のような大豆製品は、非ヘム鉄をはじめとしたミネラルを多く含むのでぜひ摂りたい食材の一つ。鉄分の吸収率を上げるなら、ビタミンCを同時に摂るのがお勧めです。ヒジキや切り干し大根の煮物にホウレンソウなどの野菜を加えてみたり、納豆とトマトをあえるなど野菜を加えて効率よく摂取していきましょう。

Q3

次のメニューを、鉄分の多い順に並べてください。牛ヒレステーキ／厚揚げ／鶏レバー串2本／小松菜のお浸し／納豆／レバニラ炒め／カツオのたたき

A レバーはやはり最強！　大豆製品も侮り難し

レバニラ炒め（豚レバー80gを使用とします）はおよそ11mgと、妊活中であれば必要量を1食で賄えてしまうほどの含有量。これに続くのが鶏レバーの串2本で、およそ5・4mg含みます。さらに続くのが牛ヒレステーキ（100g）の2・8mg、や厚揚げ（100g）の2・6mg、小松菜のお浸し（100g）の2・2mgですが、吸収率を考えるとカツオのたたき（5切れ80g）の1・5mgが続きます。納豆1パックはおよそ1・7mgですが、鉄分だけでなくタンパク質や亜鉛、葉酸など妊娠に必要な栄養を含んでいるのでぜひ活用してください。

葉酸～赤ちゃんのビタミン

厚労省が、「妊娠を考えている女性は1日400μgの葉酸を摂るべき」と勧めていることもあり、一般の女性にも「葉酸って大事なんでしょ」という認識が広がりつつあります。赤ちゃんの脳や神経の成長に欠かせない栄養素であり、これが不足すると神経管閉鎖障害などの先天性異常の原因になりかねません。しかも、一番大事な脳の神経は妊娠6週目までにほとんど完成してしまうのです。オーストラリアなど、葉酸不足による赤ちゃんの発育不良が問題となっていた国々では、小麦粉に葉酸を添加することが義務付けられたほど。

妊娠6週目というのは気付くかどうかというギリギリの週数ですから、妊娠が発覚してから摂るのではまったく意味がありません。妊活に入ると同時にしっかり摂って、ベースを作っておきましょう。

Q1

"葉酸"と書くくらいだから、動物性食品には含まれていない？

A レバーやうなぎの肝にもたくさん含まれています。

葉酸はその名の通り、ホウレンソウやブロッコリー、モロヘイヤ、菜の花などの緑色の野菜に多く含まれています。けれど植物にしか含まれていないわけではなく、むしろ動物性食品の方がグラム当たりの含有量は多いのです。牛や鶏、豚のレバーやウナギの肝などにも豊富に入っているのでうまく活用してください。

厚労省は妊娠を意識している女性は、葉酸を1日400μg摂ることを推奨しています。これはホウレンソウなら1束にも相当するので摂るのが大変ですが、鶏レバーなら、鶏レバー串2本（60g）で摂れてしまうほど。下処理がやや面倒なのでレバーは外食で、青菜は自宅でと使い分けるのがお勧めです。

Q2

葉酸を摂るとき、一緒に摂ると効率がいい栄養素は？

ビタミンA／ビタミンC／ビタミンB12

A ビタミンB12

葉酸はビタミンB12と補い合う関係にあるので、両方を同時に摂るのが賢い妊活になります。どちらも別名「造血のビタミン」なので、貧血や疲れやすさを感じている人にもぜひ摂ってほしいもの。

ビタミンB12は牡蠣やアサリ、シジミなどに含まれています。そして、野菜や果物には全く含まれていないのでベジタリアンの方は要注意！　いちばん手っ取り早いのは牛や鶏、豚のレバーを摂ること。レバーは葉酸もビタミンB12も豊富に含んでいるので、これらを使ったメニューが一皿あれば、両方を摂ることができます。

STEP3

妊娠にNGなものをオフする

妊活に限らず、私たちは「何を摂るか」「何をプラスするか」に熱心になりがちです。でも、それと同じくらいに重要なのが「妊娠に不要なものを摂らないこと」です。ここにご紹介するのはいずれも妊活の邪魔になるだけでなく、女性の健康やキレイにあまりいい影響はないものばかり。妊活中も、そしてめでたく出産されたとしたらその後も、習慣づけば赤ちゃんもママも健康体質に！

インスタント食品～妊活の敵？

妊活適齢期の方は、実は働き盛りでもあります。専業主婦の方でもご主人が仕事に忙しく、家庭を切り盛りするのに大変な時期。自分一人のランチのときなど、さっとインスタント食品に頼りたくなる気持ちもよく分かります。

けれど、インスタント食品は妊活中は極力避けていただきたいと思います。インスタント食品に栄養素が足りないのなら足せばいいと考える方もいらっしゃるかもしれませんが、そんな簡単な問題ではないのです。インスタント食品を取らないでいただきたいのには、積極的な理由があります。

理由の一つは、味が濃いから。例えばカップ麺などは、塩分たっぷり。1日の許容量の半分くらいの塩分が1つのカップ麺に入っているので、塩分過多になってしまいます。濃い味付けの食事が多い方は、妊娠されたときに妊娠高血圧症候群になってしまうリスクがぐんと上がるので、塩分たっぷりのインスタント食品は避けていただきたいのです。

そしてもう一つの理由は、インスタント食品にはトランス脂肪酸が多く含まれるため。アメリカなどで〝狂った油〟と呼ばれる合成の油であることはすでにお話ししました（P.70）。多くのインスタント食品を加工するときに使われる安価な油（に含まれるトランス脂肪酸）は、卵巣の働きを悪くしてしまう妊活の敵のような存在なのです。

インスタント食品が胎児に悪影響を与えるというデータは今のところありませんし、インスタント食品の摂取が即座に不妊につながるというわけではありません。ただ、〝妊娠しやすい体づくり〟を考えたときにはお勧めできませんし、私も妊活期に多忙を極めても、インスタント食品には手を出しませんでした。インスタント食品には頼らないことで、妊娠しやすい状態へと体をもっていきましょう。

カフェイン～飲むならごく少量にとどめて

世界中で妊娠とカフェインの影響についての調査があり、「妊活期、あるいは妊婦のカフェイン摂取は問題ない」というものから「妊娠したいのならカフェインは摂らない方がよい」というものまで結論はさまざま。「結局のところ、どうすればいいのよ！」と怒られそうなほど（笑）、カフェインの害については説が分かれています。

　アメリカの厚労省にあたるFDAが出しているデータで、「カフェインでラットの胎児に奇形が出た」という恐ろしいものがあります。そう聞くとカフェインって怖い！と思ってしまいそうですが、この実験でラットが1日に摂ったカフェインはなんとコーヒー200杯分相当。とても一日では飲めない量なのでそこまで気にすることはなさそうです。

　結局、多くのドクターが落ち着く結論は「1日1～2杯程度なら、飲んでもOK」というもの。1～2杯程度の摂取が不妊につながるというはっきりしたデータもありませんし、胎児の成長を阻害するともいえないのが現状です。

ただ、摂取したカフェインは血液にのって全身を巡りますから、胎児にも確実に届きます。カフェインには興奮作用や血管を収縮させる作用もあるので妊活中はやはり控えた方がよいでしょう。

　デカフェやルイボスティー、あるいは水といったカフェインフリーの飲み物に替えられる方は替えた方が安心なのは事実です。またカフェインは覚醒作用があるので夕方以降は質のよい眠りを得るためにも控えましょう。妊娠すればもちろんカフェインはNGなので今からノンカフェインに慣れておくといいですね。

糖分〜ホルモンバランスに影響

カフェイン以外にも問題なのは、「糖分の摂り過ぎ」です。世の中には、甘い食べ物があふれています。砂糖だけではなく、ジュースや炭酸飲料、スポーツドリンクなどの加糖飲料、菓子パン、お菓子、市販のドレッシングやとても便利なおかずの素などにも多く含まれています。

糖分の摂り過ぎは、単に太りやすくなるだけではなく、血糖値が急激に上がったり、下がったりと血糖値の乱高下を招きます。この急激な変動がイライラの原因になったり、ホルモンバランスにも影響があります。また、排卵障害を招く可能性も。砂糖をエネルギーに変えるために多量のビタミンが消費され、卵巣や卵子に栄養を届けることができなくなり、妊娠力低下につながることがあるのです。

砂糖そのものは摂らないように意識することができますが、甘い飲料やお菓子、調味料などは知らず知らずのうちに摂取していることもあるので注意が必要。飲料や加工された製品を買う時は、成分表示をチェックするクセをつけて「砂糖、果糖」の文字が書かれているものはなるべく控えていきましょう。

アルコール～量やタイミングに注意

妊活中のお酒については「少量なら大丈夫」といった意見もありますし、特に妊娠初期などに「知らなくてお酒を飲んじゃった！」というケースは多くの方にあるものです。少量の摂取がすぐさま不妊につながったり、赤ちゃんに悪影響を及ぼすわけではありません。また、国や地域によっては「血行が良くなるから多少のお酒はいいのよ」などと、少量の飲酒はなんとなく許されているところもあります。

ただ、私たち日本人はアルコール分解が苦手な民族なので、血液を通じて卵巣や子宮、あるいは赤ちゃんにその影響がダイレクトに出やすいということは覚えておいてください。また、お酒は「ちょっとだけ」で止めるのが難しいというのも事実。最初は「ほんの一杯だけ」と思っても、つい楽しくなってどんどん飲んでしまったり、お酒に合うからと揚げ物を食べてしまったり……と、食事のクオリティーも落ちてしまうことが多いんですね。食を通じた妊活に励むなら、なるべく控えめにしたいところ。

私がお酒が好きなクライアントさんにお勧めしているのは、「たまにはＯＫだけれど、排卵日付近のアルコールは控える」という方法です。そのほうが性生活もしっかり取り組みやすいですし、「生理がきちゃったから、次回頑張るわ！」なんてときには、少しお酒を飲むのもいい気晴らしですよね。ストレスは妊活の敵ですから「お酒は一滴もダメ！」とするのではなく、量やタイミングに注意しながらちょっぴり楽しみましょう。

山王病院院長
堤先生からの

妊活アドバイス⑤

胎児アルコール症候群

　アルコールは過度に摂取を続ければ、脳の機能を低下させ、肝臓に障害を与え、アルコール依存症を起こします。卵巣の機能にも悪影響を与えると考えられています。しかし、おいしい物を食べ、適度の飲酒を行うことは、気分転換になり、ストレスも解消され、卵巣の働きを悪くするとは限りません。今周期はダメかなと思って普段より飲み過ぎましたという方が妊活に成功することもまれでなく、かえって卵巣の働きに良い作用を与えたかと思うことさえあります。

　妊婦のアルコール摂取が過度になれば、胎盤を通過するアルコールによって、胎児アルコール症候群を引き起こします。胎児奇形、胎児発育遅延、精神発達障害、胎児死亡など大変な事態が生じるため、妊娠中のアルコールは勧められるものではありません。毎日ワイン１本を飲んでいるアルコール依存症的な方には、重大事態が必発ですが、ごく少量であれば問題はなかろうという意見もあります。ところが、どのくらいの量まで安全かははっきりしたデータがないので、分かりません。私は、基本的には妊娠中のアルコール摂取は控えていただいています。妊娠が判明する前に多少の飲酒をしてしまった方には、心配し過ぎる必要はなく、これから胎児の器官が形成される時期にはご用心ください、と申し上げています。アルコール愛好家の気持ちは分かるので、安定期の妊婦さんに聞かれたとき、乾杯の一口ぐらいは問題ないでしょう。ただし、おかわりは禁止ですよと申し上げています。

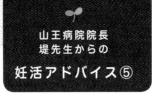

教えて岡田さん！

クライアントからの質問集

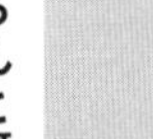

甘い物が大好き。他の栄養もきちんと摂ってれば大丈夫ですよね？

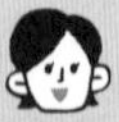

イライラやホルモンバランスにも影響が。間食は補食として考えて。

まず覚えておいていただきたいのは、白砂糖は妊活中の女性にとってできるだけ避けてほしい食品だということ。白砂糖は血糖値を急激に上げますが、そういった急上昇を繰り返しているとイライラしたりホルモンの分泌がアンバランスになってきますし、その結果卵巣にも影響が。オヤツなど甘い物を食べるなとは言いませんが、間食はあくまでも食事の不足を補う物＝補食だと考えて選ぶのが賢い妊活です。

例えばビタミンEが豊富なナッツをつまむ。甘い物がほしければ、食物繊維やビタミン、ミネラルもたっぷりな果物を摂ったり、ヨーグルトなどでタンパク質や乳酸菌を摂るのもいいですよね。「栄養はほとんどない、ただの甘い物」を摂るのではなく、せっかく食べるのなら栄養も摂れちゃうお得な物を選ぶこと。

大量にお菓子で砂糖を摂っていたクライアントさんが、砂糖をやめることで「疲れにくくなった」「体が軽い！」といった報告をしてくれたこともしばしばです。そのかいあってか妊娠した方も少なくありません。オヤツを食べるなら砂糖入りの物はやめて、素材そのものの甘さを楽しむ物に切り替えましょう。

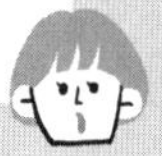

野菜ジュースを飲んでるからOKですよね？

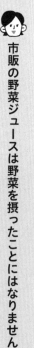

市販の野菜ジュースは野菜を摂ったことにはなりません

市販の野菜ジュースを見ると「一日分の野菜が摂れる」とか「○種類

のビタミン入り」といったうたい文句が踊っていますよね。野菜不足な人なら、こういった野菜ジュースで補いたいと思ってしまうのもよく分かります。

ただ、こういった表示は、その素材がフレッシュな状態で測ったものの総和です。その後、素材は細かく刻まれてどろどろになったり加熱して形を変えているので、フレッシュな状態の栄養がそのままキープされているという保証はありません（というより、栄養は多少なりとも損ねられるのが当然です）。製品がどれだけ丁寧に作られているかによっても変わってきますが、市販の野菜ジュースは野菜の代わりにはならないと心してください。

市販の野菜ジュースを飲むことでつじつまが合ったと思ったり、食事代わりにしてしまうのはむしろ逆効果。野菜そのもの、果物そのものを摂るのとはまったく違いますので、頼りにしないのがベターです。

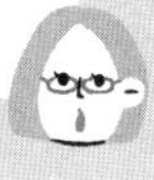

食事に自信がないので、サプリメントを摂ってもいいですか？

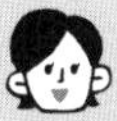

添加物も同時に摂ってしまうので、やはり食事から栄養を摂るのがベスト。

妊活のために食事に注意するのは素晴らしいことですし、「食事に問題あるかな」と意識された方はサプリメントを摂り入れたくなるかもしれません。けれど、基本的にはなるべくサプリメントに頼らず、食事での妊活をしていただきたい、というのが私の立場です。

というのも、日本で手に入るサプリメントが玉石混合だから。もちろんいいものもありますが、クオリティーがいいとはいえないものもちまたにあふれているのです。必要な成分がどの程度入っているのか、何から抽出されたものなのか、凝固剤やカプセルには何を使っているのかなど、わからないサプリメントが多いですよね。栄養を補いたいだけなのに、添加物までばっちり摂っていた……なんてことにもなりかねません。また、その方にそのサプリメントが合っているのかもわかりませんよね。

日本では「納豆がいい！」なんてテレビで報道されると棚から姿を消すほど売れたり、「友達がコレで妊娠したから」なんて同じサプリメントを摂ったりする方が多いけれど、そういった「人がいいと言ったから」というのは何の根拠にもなりません。そのサプリメントは、あなたの体やライフスタイルに必要なものでしょうか？

例えばアメリカでは、妊娠した方や妊活中の方が婦人科に行くと妊婦用のサプリメントを処方してくれます。そういったものは素性も明らかですし、オーガニックの原料を使うなど品質にかなりのこだわりがあります。それらと比べたときに、一般の方が自己判断で、日本でサプリメントを買うのはかなりのリスクがあるなというのが私の実感です。ビタミンD、Eは妊活に必要な栄養素ですが、サプリメントで摂取すると摂り過ぎになってしまう危険があるのです。というのもビタミンDやEは脂溶性（＝油に溶ける）のビタミンなので、摂り過ぎたときに尿などで排せつされず、体内に蓄えられてしまうから。その蓄積でトラブルを招いてしまうことがあるので、自己判断でのサプリメントの摂取は私はお勧めしていません。

たとえば貧血などはっきりした自覚症状があれば医師にかかるべきですし、そこまでのトラブルがないのであれば、日々の食事を少しずつ改善していくことが大切なことです。

〝妊活食〟で出産したママたちの声

仕事もプライベートも忙しい30代。
でも〝食〟を見直すだけで妊娠に近づけます

野菜大好きな私。タンパク質不足と聞いてびっくり

妊活歴1年 34歳

ちょいちょい自炊もするし、野菜はかなり積極的に摂る方。食事にはさほど問題ないかと思っていたのですが、「毎食手のひら1杯分のタンパク質」と聞いて仰天。サラダランチや山菜そばなど、タンパク質ゼロの食事もしていることに初めて気付きました。それからは納豆に卵を加えたり、外食のときに定食をいただくなど、できることから改善。妊娠してからベビーが順調に育ち、3500 gを超える立派な子が生まれたのは、妊活食のおかげかな？

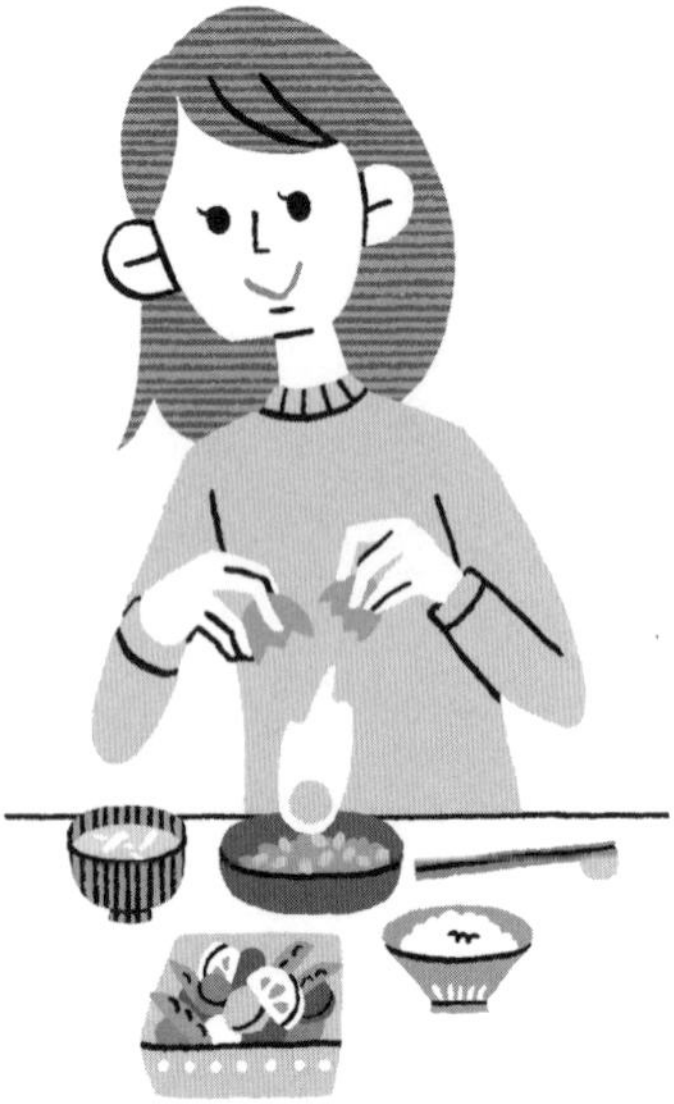

妊活食を始めて、便秘も貧血も克服。ふと気付いたら妊娠！

妊活歴2年半 32歳

ガンコな便秘症で、貧血による立ちくらみもしばしば。病気ではないけれどあまり体調のよくなかった私ですが、妊活食を意識するようになってから次第に調子がよく、便秘や肌荒れをあまりしなくなり、貧血も気にならなくなった頃に妊娠！　地道だけれど、すごく効果があったと思います。

コンビニ通いは相変わらず。でも食は改善！

妊活歴2年 37歳

自慢じゃないけれど、お酒もジャンクな物も大好き。仕事も忙しいので、週に7日外食（！）というときもしばしば。栄養について考えたことなんてなかったけれど、30代半ばという年齢から「妊活するなら今だ！」と、不妊治療を始めました。それと同時に食事を見直すように。といってもコンビニ食や外食がメインなのは変わらないのですが、甘いパンをやめておにぎりと総菜にするなど、自分なりに努力。そのかいあってか半年で3キロ痩せ、しばらくしてから妊娠しました。

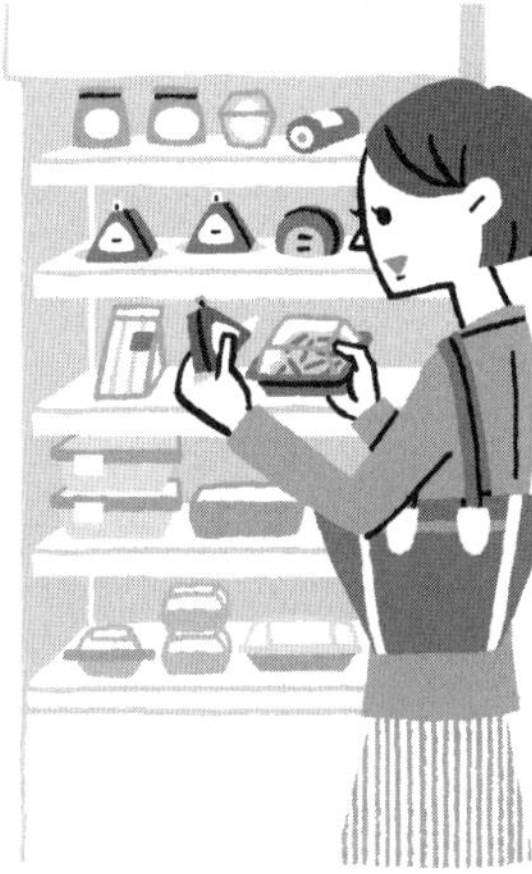

超夜型生活でも妊娠できたのは食事のおかげかも

妊活歴1年半 35歳

販売の仕事をしているため、いつも帰宅は夜の10時すぎ。そんな時間から料理する気にもなれないため、コンビニで軽くつまみを買って晩酌で終わり、なんていう毎日でした。妊活を意識してからも生活リズムは変わらなかったのですが、朝にヨーグルトとフルーツを摂るだけでも違うと言われ、一念発起。「買い食」でも内容がだいぶ変わったなー、と思ったころにめでたく妊娠しました！

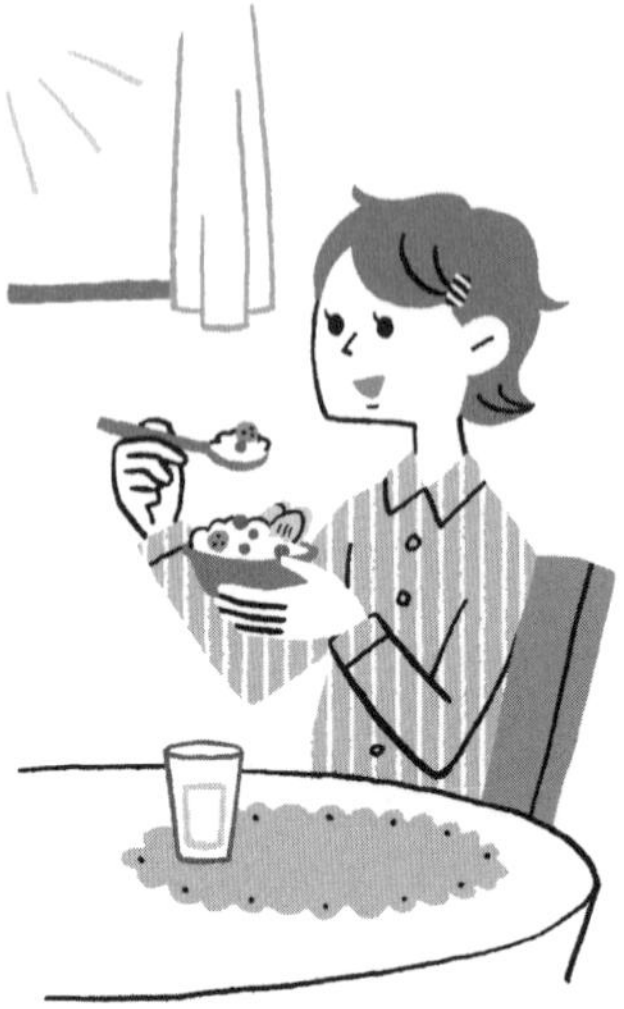

料理なんて分からない〜。でも大丈夫！

妊活歴4年 39歳

料理が大の苦手な私。当然「食による妊活」なんて他人ごとと思っていたのですが、結婚して3年、子供を授からなかったので、ダメもとでトライ。ちょっと学んでみたら、パスタやラーメンなどカロリーが高くて栄養の少ないものが大好きなことを発見！

同じパスタを食べるのでも具が多いもの、サラダが付いたものを選ぶなど工夫できるようになりました。そのときの知恵が、いまの子供の離乳食作りにも役立っていると思います。

3章

実践編

食べ方編〜ルールを決めずに緩やかに基本を守る

お食事はバランスよく、主菜だけでなく小鉢もなくちゃ！とかスープも必要よね……なんて言っていたらきりがありません。普段の食事で可能なことから始めて、少しずつ体調を整えるのが岡田式です。「妊活だから」「ダイエットだから」と意気込んで始められる方もいらっしゃるのですが、ストイックに頑張り過ぎると続けられないもの。あまり厳格なルールをもうけず、緩やかな基本だけ守ること、そして何より「続けられる」ことが大切だと思います。

ここではそんな「緩やかな基本」をいくつかお教えいたします。まずは「食べ方編」で、メニューの選び方の基本を学びます。

続いて「レシピ編」では具体的なレシピをご紹介。家にあれば便利な食材や調味料、それに簡単なレシピも取り上げますので、できそうな物、おいしそうと思った物から取り入れてください。

肝心なのは、いきなり全部をやろうとしないこと！　妊活のセミナーにいらっしゃる方にも、「妊活は続けることが何より大切」とお伝えしていますし、ハードルが高くて諦めてしまうのでは意味がありません。それに、「このルールは絶対に守らなくちゃ」「ここに載っていた調味料、全部買わなくちゃ」ではお金も手間も掛かり過ぎですよね。興味を持ったものから一つずつ、少しずつ。気楽な気持ちでトライしていただければ十分です。

★岡田流・外食のオキテ

外食のオキテ① 外では多皿、家では一皿主義でいこう！

皿数が多いにこしたことはありませんが、「今日も単品だったから私はダメね」とか「家でそんな料理できないわ」とくじけてしまっては元も子もありません。難しく考えることなくできる実践ルールとして、私は「外ではたくさんのお皿を、

カルボナーラランチと和定食ランチの比較

総カロリーはさほど違わないが、摂れるビタミンやミネラル、タンパク質の量が格段に違うことが分かる。

	カルボナーラ1皿	サバ焼き魚定食
エネルギー(kcal)	779	780
タンパク質(g)	26.3	50.3
脂質(g)	39.5	31.6
炭水化物(g)	72.4	69.0
ビタミンD(μg)	1.1	17.0
ビタミンE(mg)	2.2	3.9
亜鉛(mg)	3.2	4.1
葉酸(μg)	33	124
鉄(mg)	2.5	3.4

※サバの焼き魚定食(ご飯、サバの塩焼き、ホウレンソウのお浸し、ヒジキ炒り煮、豆腐とワカメの味噌汁)

家ではワンプレートでOK!」をお勧めしています。「多皿」という場合、汁物を含め3つ以上が基本です。

そうすると、外食の場合はいわゆる和定食を選べば大丈夫だということに気付きます。ほとんどの定食屋さんでは、ご飯と味噌汁、それにメーンのおかずと小鉢が付きますよね。お店によってはたくさんの小鉢から2つくらい選べたり。「和食」は無形文化遺産にもなっていますが、それも納得の素晴らしい食事なんです。ここにぬか漬けでも添えられていれば、発酵食品もばっちり。和食はとてもバランスのいい、妊活にぴったりの食事だと分かるはずです。

そして次に気付くのは、女性が好むパスタランチやコンビニランチでは「多皿」が実践しにくいということ。よくあるグリーンサラダとパスタ、それに飲み物のセットは残念ながらNG。パン屋さんでサンドイッチを買ったり、コンビニでおにぎりを買ったりというのも「多皿」にはほど遠いですよね。最近は女性でも臆さず牛丼屋さんに行ったりしますが、こういう丼物も「多皿」ではないですよね。皿数が少ないものはやはり栄養が偏りがちになるんです。管理栄養士の観点からいうと「主食、主菜（メーンのおかず）、副菜（サラダなど）」が取れる食事がお勧めなのですが、多皿主義なら自然とこれが実践できるわけです。

外食のオキテ② 「買いたくないもの」こそ外食で

もう一つ、私が皆さんにお勧めしているのが、「これって面倒くさいな……」「自分で料理したことない！」というものこそ外食で摂って、ということ。

例えばお魚。お刺身を買ってきて食べるのなら自宅でもできますが、煮付けや焼き魚はどうでしょう？　ウロコを下処理したり、魚を焼いたグリルを掃除した

■ 魚介類と肉類の1人1日当たり摂取量の推移（経年変化）

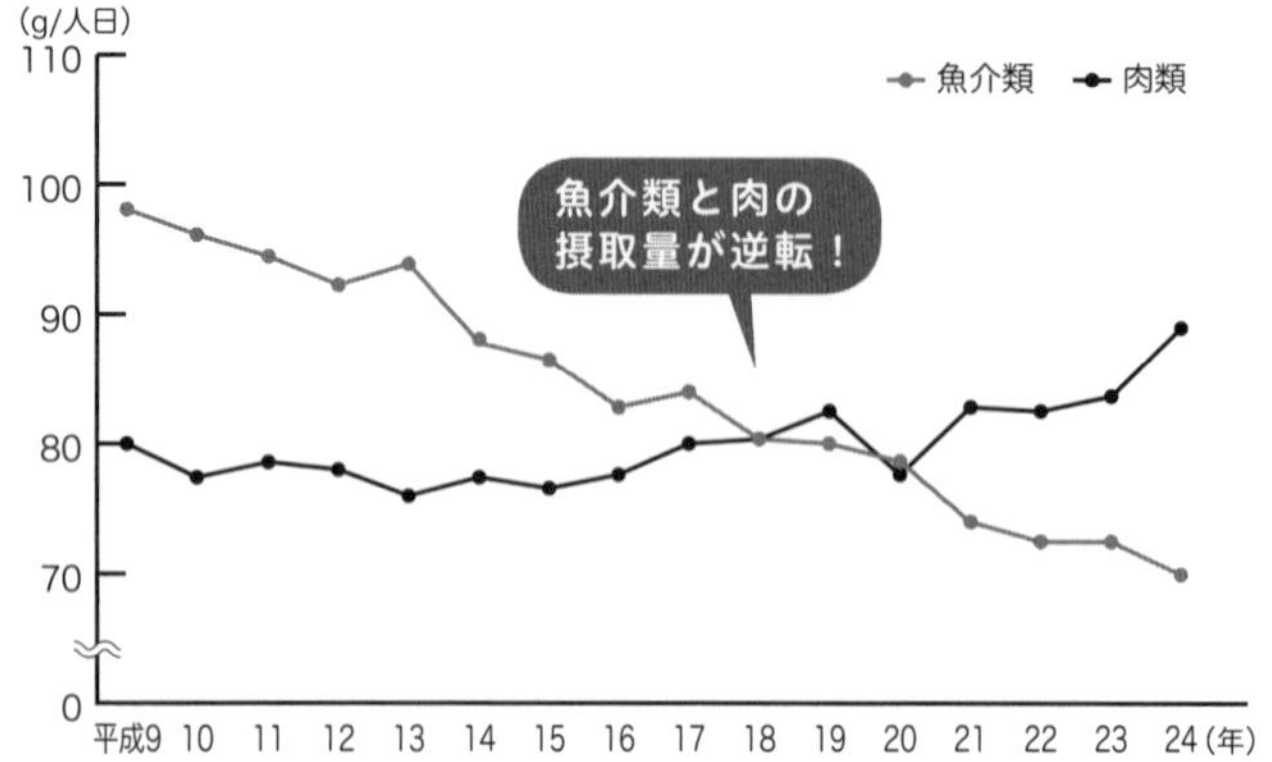

資料：厚生労働省「国民栄養調査」（平成9～14年）、「国民健康・栄養調査報告」（平成15～24年）

り……なんてのは面倒に感じる方も多いのではないでしょうか？　クライアントさんのお話を聞いていると、「主人が魚をあまり食べてくれなくて」なんてケースも多いようです。実際に、日本での魚介の消費量は減る一方。平成18年には肉の消費量が魚のそれを上回るなど逆転現象も起きています。

けれど、魚介は栄養素の宝庫です。タンパク質や良質な脂、それに亜鉛や鉄などの妊活に必要な栄養素がたっぷり含まれています。2章でもご紹介したDHAやEPAといった良質な脂は私たちの体では作ることができないので、食べるしかありません。目安として、私は週に3

回は摂るように心掛けています。

ですから、定食屋さんに行ったときは魚介を摂る絶好のチャンス！　お刺身（数種類盛ってくれたりしたら最高！）、煮付け、焼き魚。冬場なら、大好きだけれど自分では作ると手間なカキフライもよくいただきます。自分で作るのが面倒なもの、普段買わない食材こそ外食で摂ること。これが食のバランスをよくする秘《ひ》訣《けつ》です。

外食のオキテ③　どうしてもの単品食べは、プラス1品！

とはいえ、すべての食事を自分で決められればいいのですが、そうもいかない現実はありますよね。お友達同士で「イタリアンに行こう」なんて盛り上がっているときに「私、和定食じゃなくちゃイヤ！」なんて言えませんし、旦那様に「今日はカレーでも食べに行こうよ」なんて言われることもあるのが毎日の生活ですよね。それをいちいち突っぱねていたら、妊活ライフがギスギスしたものになってしまいます。周囲の人たちとの食事タイムをほどよく楽しんでください。

ただし、そういった「単品食べ」に誘われたときはせめて1品プラスすること。カレーを食べるけれどサラダもプラスしたり、パスタと一緒に汁物もオーダーしたり、といった「プラス1品」にトライしてください。栄養が万全になるわけではありませんが、単品食べよりはベターです。

このときのオーダーは、「なるべく彩りがいいもの」というイメージで選んでください。たとえばラーメン屋さんに入ってご飯をサイドオーダーしても意味がありません。緑色のワカメをのせたり、黄色が鮮やかな卵をプラスしたりと、カラフルな物を加えるのが鉄則。私が好きな考え方に「レインボーフーズ」というものがあるのですが、これは「食卓をカラフルにすれば、さまざまな栄養素が上手に摂れる」というもの。赤、緑、黄(橙)、白、黒、茶、紫がよく挙げられますが、7色を取り入れた食卓は確かにおいしくて楽しそう。「一日30品目」なんていうと気が遠くなりますが(笑)、「見た目にキレイ」ならなんとかなりそうですよね。それに、すべてを一度の食事に盛り込む必要はありません。「あ、今日は赤いものをまだ食べていないからトマトサラダを頼んでみよう」「緑が足りないから、お浸しを買っちゃおう」といった形で、補うときの目安にすれば十分です。

す。また色の濃い食材は抗酸化作用もあるので意識したいポイントです。

カラフルな食材の例

赤→鮭、トマト、ニンジンなど
緑→ブロッコリー、ホウレンソウ、枝豆など
黄→カボチャ、レモン、グレープフルーツなど
白→タマネギ、大根、ニンニクなど
黒→ヒジキ、黒ゴマ、ワカメなど
茶→納豆、アーモンド、シイタケなど
紫→サツマイモ、ナス、ブルーベリーなど

★岡田流・〝買い食〟のオキテ

「買い食って何?」と思われた方も多いかもしれません。耳慣れない言葉なのも当然で、これは私の造語です。コンビニやパン屋さん、お弁当屋さんなどで買ってきて食べるご飯。手軽だし待たなくて済むので、特にお仕事をしている方は週

に何度かこういった食事をしているのではないでしょうか。

ただ、クライアントさんのお話を聞いていると、この買い食でダメな食事をしている方がとても多いのです。例えばこんな感じです。「今日のランチは忙しかったので、コンビニでおにぎりを2つ買って済ませました」「朝はいつもバタバタするので、お気に入りのパン屋さんのクロワッサンが基本です」……。これでは必要な栄養がほとんど賄えていません！　中には「甘い物が大好きだから」と菓子パン2つなんて方もいるのですが、そうなるとカロリーだけ高いのに栄養素は少ないという皮肉な状況に。これを少しでも改善していただきたいので「買い食」というカテゴリーをもうけました。

買い食の特徴は、なんといっても炭水化物が多く、タンパク質が不足すること。買い食の場合にはまず、「主食でタンパク質を摂る」を意識してください。特にコンビニ食ではタンパク質が圧倒的に不足します。これを補おうとすると唐揚げなどの揚げ物になってしまうのですが、繰り返し使っている油で揚げ、さらに温めてお店に置かれている揚げ物は油がかなり酸化していますので妊活にはNG。むしろ、「タンパク質を含む主食」を狙うのがお勧めです。例えば梅おにぎりと鮭おにぎりなら？ ――――鮭おにぎりが正解。卵サンドとメロンパンなら？

――――そうです、卵サンドのほうがベター。こうやって、選ぶときに「タンパク質」を意識するだけでも一日の栄養バランスがだいぶ整ってきます。

それから、できれば避けてほしいのが「炭水化物×炭水化物」の組み合わせです。おにぎり2個、パン2個といった組み合わせで済ませる方が多いのですが、それは糖質の摂り過ぎにつながり無駄に太るだけ。おにぎりやパンを食べるついでに、お浸しやサラダなどのオマケをちょっと付けましょう。お腹に余裕のある人は、ゆで卵や冷ややっこなどのタンパク質をプラスするのもいいですね。豆乳やヨーグルト（砂糖で甘みを付けていないものに限ります）を一緒に摂るのも簡単なわりに栄養価が高まるのでお勧めです。

次に覚えておいてほしいのは、お弁当を買うときのコツ。お弁当がダメとは言いませんが、ご飯どーん！　おかずどーん！という物が人気なので、どうしても野菜が不足しがちになります。ですから、メーンのおかずに野菜が使われているものを選びましょう。「焼肉弁当」ｖｓ「八宝菜丼」なら八宝菜丼。「唐揚げ弁当」と「幕の内弁当」なら幕の内弁当、といった具合です。

買ってきて食べても、自宅で丁寧に作っても、1日に3回しかない栄養を摂るチャンスであることには違いありません。同じ食べるなら、時間もお金も無駄にせず、ちゃっかり妊活できるものを選ぶ方がお得だと思いませんか？

★岡田流・おうちご飯のオキテ

〝おうちで一皿主義〟の理由

「外食は多皿主義」をうたう私が自宅では一皿でOK！というと、皆さんアレッ？と思われるかもしれません。「皿数が多いほうがいいって言ったじゃない！」という声が聞こえてきそうですよね（笑）。はい、すでにお話ししたように多皿な方が栄養のバランスはよくなりますから、自宅でも実践できる方はぜひそうしてください。

ただ、「家でも3皿以上」なんて実践できるでしょうか？　この本を手にとってくださった方は食について関心はあるけれど、「私は栄養バランスのいい食事を作れています！」なんて自信満々なわけではないですよね。仕事を抱えていてなかなか料理できない、あるいは料理が苦手で……という方も多いでしょう。

　そんな方に「和定食は最高！頑張って作りましょう！」なんて言っても、いきなりはハードルが高過ぎます。妊活は1日2日頑張ればいいというものではありません。続けることが大切ですし余計なストレスになっては困りますから、まずはできることから少しずつ、というのが私のスタンスです。

　ですから、まずは「自宅で食事をする」が最初のステップ。皿数が少なかろうが買ってきたものを上手に取り入れようが、それでよし。「自宅でご飯を食べるのって難しくない」「ときどきは自宅で食べるとほっとするな」という気持ちになっていただければしめたもの。最初は「丼ご飯」でも「パスタ一皿」でもいいのです。一皿だったら洗い物も少なくてすみますし、忙しい人がぱぱっと食事をするのにもぴったり。まずは家で簡単なものを作って食べる、というモードができることは妊活における大きな一歩です。

　ちなみに、「究極の一皿メニュー」は何だと思いますか？　気付いている方もいらっしゃるかと思いますが、日本のお鍋は最高！　ある具材を適当に煮込めばおいしくいただけるし、材料を切るだけでいいのだから妊活にはぴったりです。

ポン酢、ごまだれ、ナンプラーなどさまざまな調味料を使えば飽きることもありませんし、夏でもおいしくいただけます。カセットコンロなど出さなくても、ガス台で火を通して食卓に運べばＯＫ。究極の一皿メニューであるお鍋は、ぜひとり入れてください。

「一皿ご飯」のコツ

管理栄養士なんて仕事をしていると、毎食をバランスよく食べていると思われがちですがとんでもない。特に仕事が立て込んでくると、食事を手早く済ませなければならないこともしばしばです（とはいえ仕事柄、食事を抜いてしまうことだけは避けるようにしていますが……）。ただし、私の一皿ご飯にはコツがあります。それは「あるだけの物を、一皿に入れる」という基本ルール。

たとえば冷凍ご飯はある、納豆もある。だけどおかずを作るのは面倒……なんてとき。ご飯をチンしつつ、納豆にいろんな食材を入れていきます。ごまやかつお節、卵、そういえば刻んで冷凍してあるネギもあった！　まだ残っていた大葉やミョウガも刻んで入れちゃおう。お漬物の切れ端もあったわね……なんて感じ。ほら、こうやって具材を足していくと、一皿でもかなりバランスがいいものになってきます。

和食だけではなく、パスタ一皿でも「ごちそう感」があるのが岡田流。たとえばカルボナーラを食べたいのなら、ついでにキノコやトマト、ホウレンソウなんかも入れてしまうのです。見た目はちょっと田舎っぽくなりますが(笑)、具材たっぷりでお腹も心も満足な一皿になります。入れる具材だって、忙しいときは冷凍してあったものをパパッと放り込むだけ。包丁もまな板も必要ないのなら、作ってみようかなという気持ちになりませんか？

時間がないときはカレーを買って温めるときに冷凍野菜をプラスしたり、納豆を混ぜるなんていうのも手軽で栄養豊富な時短メニューになるのでお勧め（冷凍野菜のチョイスについてはP.158でお話しします）。

ついでに言うと、パスタを作るときにフライパンなどを使わず、お鍋一つで作るという方法があります。洗い物が少なくなるので、料理をするときの気持ちがぐっとラクになりますよ。簡単な手順を紹介しますので、ぜひトライしてください。

COLUMN

～ひと鍋パスタの作り方～

①鍋にお湯を沸かす。その間に、好みの野菜や肉などの具材を一口大に切る。

②お湯が沸いたら、①で切った野菜や肉、それにパスタを入れる。お鍋が小さければパスタは半分に折ってもOK。このとき材料がひたる程度のお湯の量がベスト。

③お湯が沸騰したら弱火にし、ときどき混ぜながらパスタに表示されている表示時間できっちりゆでる。麺の硬さを確かめ、塩こしょうとオリーブオイルを加えればでき上がり。

☆お勧め具材はタマネギ、ブロッコリー、ホウレンソウ、キノコ、トマトなど。

山王病院院長
堤先生からの

妊活アドバイス⑥

妊活中の食育と環境ホルモン・放射性物質

本書を読まれれば妊活の始まりは食育にあると気付かれると思います。ここでは食事から摂取される環境ホルモンと放射線についてレクチャーしますが、行き過ぎた不安を取り除くのが趣旨なので、気楽にお読みください。

● 環境ホルモン

環境ホルモン（正式名称は内分泌かく乱化学物質）は「動物の体内に取り込まれた場合に、本来営まれる正常なホルモン作用に影響を与える外因性の物質」と定義され、ダイオキシンやPCB、DDTなどがあります。実験レベルでは、エストロゲンの作用をまねたり、逆にエストロゲンの作用を抑えたりするので、排卵、受精、胚発育、胎児発育などに影響を与える可能性があります。食物連鎖によって、濃縮されるため、頂点にある人類は注意を払わないわけにはいきません。とはいえ、日本の環境基準はしっかりしているので、水道の水や通常の食材には心配ありません。

● 放射性物質

放射線は細胞に当たるとDNAに損傷を与えて、高度になると各種臓器機能への影響（卵巣機能停止など）や発がん、さらに被ばくが高度ですと、個体死が起きます。一般に100mGy（放射線の被ばく単位）を超えると異常発生のリスクが高まるとされていますが、胸部単純X線撮影では0.05mGy程度です。通常の外来X線検査や水・空気などの環境や食物の規制値以内の被ばく量では全く問題にならないことを理解してください。

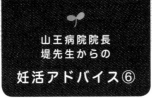

教えて岡田さん！

妊活マインドを育てる方法

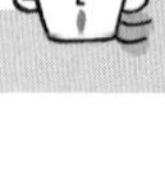

「バランスよく」って言われても、その基準が分かりません……

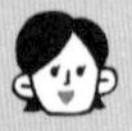

「3つの皿」を基本に

栄養について学ぶと、その奥の深さに驚かされます。よく学校給食の表などに説明があった通り、「エネルギーになるもの」「骨や血液になるもの」「体を元気にするもの」など、それはたくさんの役割を担っているんです。妊活はこういった役割すべてがうまく働いて初めて成功しますから、食事の偏りをなくすことは何より大切です。

そのために役立つ考え方の一つが、P.126でもご紹介したレインボーフーズと言われるもの。レインボーフーズを意識し始めると「これは何色になるの？」なんて頭を悩ますこともありますが、私はもっとシンプルに「食卓がカラフルならOK！」と捉えています。彩りをよくしようと思えば菓子パン2つで食事なんて言えなくなりますし、必然的にたくさんの種類の野菜を摂れるようになります。

それにバランスが整うだけでなく、カラフルな物はすごいパワーを秘めています。フィトケミカルという言葉を聞いたことはないでしょうか。植物に含まれる成分で、現在分かっている成分だけでも5000～1万種類あるといわれていますが、これはものすごい抗酸化力（P.86参照）を持っているんですね。ぜひ、30代過ぎてからの妊娠を望む方にはぜひ摂り入れてほしい成分です。トマトの赤（リコピン）、ナスの紫（アントシアニン）、かぼちゃの黄色（βカロテン）など、色づいた野菜は疲れた体を元気にするパワーを秘めているんです。とはいえ種類を挙げたらきりがない。そんなときに「カラフルに！」の一言はとても役に立ちます。

もう一つが、とてもベーシックですが「主食・主菜・副菜」の3つの皿をそろえるという考え方。主食はご飯やパンなどの炭水化物。これは人間の体を動かす元になるので、妊娠という多大なエネルギーを要するイベントに臨むには絶対に摂っていただきたいところ。そして主菜は「おかず」。ハンバーグ、肉じゃが、アジの干物、魚のソテーなどそれこそ星の数ほどバリエーションがありますよね。ママの、そしてベビーの体を作る大事なモトとなるタンパク質が摂れます。これにもうひとつ、「副菜」を添えればビタミン・ミネラルが摂れ妊活としてはかなりの高得点。ヒジキの煮物、サラダ、青菜のお浸しなど野菜や海藻類、キノコが摂れるものであればなんでも構いません。この「主・主・副」の3つのお皿を意識するか、一つのお皿でもこれらが入ったものにすればバランスの良い食事になります。

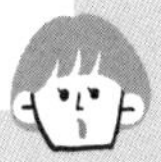

数日は頑張れるけど、飲み会に行くとつい食べ過ぎて台無しに…

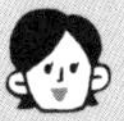

毎日でなくてOK。3日でつじつま合わせを！

私は妊活にあたって特別に食事を変えたりはしませんでしたが（手抜きしつつ妊活食を摂るのが、もはや習慣になっていたので。その知恵の集積がこの本です）、「頑張れない」という苦労はよく分かります。

というのも、私はかつて今より13キロ太っていて、あれこれダイエットを試しては続かず……という悪循環に陥っていました。カワイイ服を見たとき、鏡で自分の姿を見てがっかりしたときなど「今度こそ！」と決意して数日間は頑張れるのですが、ちょっとしたきっかけで挫折してしまう。それは友達との楽しい飲み会だったり、仕事でイヤなことがあったときのストレスだったり、頂いたおいしいお菓子だったり。

「ああ、やっぱり食べちゃった」という罪悪感がつのり、そこから「どうせ私なんてダメ」という気持ちになってダイエットを中断してしまっていました。

でも、そんな試行錯誤の結論として私がたどり着いたのは「完璧でなくていいから、とにかく続ける」ということ。誘われた飲み会でつい食べ過ぎた？　いいんです、翌日に取り戻せば。忙しくてコンビニご飯ばかり？　いいんです、その中でベターなチョイスをすれば。それよりも大切なのは、そんな一度の失敗でくじけずに「続ける」ことです。ダイエットに成功した私の感覚からいえば、3日に一度くらいは失敗しても、あとの2日を頑張れれば大丈夫。「3日でつじつまが合うわ」くらいに思っておかないと、食事そのものがつらくなってしまいますよね。

それに妊活は妊娠すればOKではなく、妊娠を継続して無事に出産までつなげることが大切。さらにいえば、その後に育ち盛りの子供にしっかり食べさせるという、長い長いお付き合いが始まるわけです。子育ての過程では「子供が離乳食を食べてくれない」とか「忙しくてファーストフードに行っちゃった」なんてこともあるはずです。でも、そのときに「だからもうダメ、うちは子育てしなくていいわ」なんてわけにはいきませんよね（笑）。それと同じで、失敗してもあとの2日で取り戻せばOK、という緩やかなマインドで臨むこと。そうすれば食の妊活がストレスなく続けられますし、その先にきっと妊娠が待っているはずです。

忙しくてコンビニご飯の毎日。これじゃ妊活なんて夢の話？

〝かんでおいしい〟で、食の感覚を取り戻して

海外に行ったときなどによく感じますが、日本のコンビニは本当に便利だしクオリティーが高い。最近では野菜や果物などを売っているところも珍しくありませんし、夏になれば冷やし中華、冬になればおでんなど季節に合わせた物を手軽に買えるのは本当に素晴らしい。私は栄養のプロですが自炊のプロではないので（笑）、ときどき便利に活用させてもらっています。毎食では困りますが、特に働いている方など忙しいときには上手にコンビニを使えばいいというのが私のポリシーです。

コンビニでも選び方次第で妊活ができるというお話はP.48でした通り。

いまどきのコンビニなら妊活にかなり役立ってくれますからどうぞご心配なく。ただ、「食の習慣」という面から考えたとき、栄養素とは別の側面で気にしていただきたいことがあります。

それは「かむ」ということ。現代人の食事では「かむ」ことがかなりおざなりにされています。どうも私たち人間は「かまずに食べられる」ものが好きなようで、コンビニでの売れ筋商品もあまりかまずに食べられるものばかり。つるつると食べられるカップ麺、かまずに飲み込めてしまうふわふわの菓子パンなど、咀嚼《そしゃく》いらずの物ばかりです。学校で「ひと口30回かむ」なんて教わったことがあるかと思いますが、試しに普段の食事をひと口30回かんでみてください。「30回かむってこんなに長いの！」とびっくりし、同時に普段の自分がろくにかまずに食事していることに気付けるはずです。そして、この「かむ」というのは食事の習慣を左右したり、免疫系にも関わる大事な行為なんですね。かむことで満腹中枢が刺激されて無駄食いしないで済みますし、咀嚼するから体温も上がる。唾液はかむことでたくさん分泌されますが、唾液がスムーズな消化吸収を助けてくれます。この「かむ食事」を普段から続けていると、次第にふわふわパンやカップ麺といった食事に満足感が感じられなくなってきます。そうすればしめたもの。我慢するのではなく、食の好みが自然と健康食方向にスイッチするのです。

ですから、グリーンサラダとゴボウのきんぴらがあれば、かみ応えのあるごぼうをチョイス。選べるのであれば白パンよりは全粒粉、白米よりは玄米や雑穀米の物を選ぶといった工夫をしてみてください。

ちなみに、かみ応えのある食事には食物繊維が多く含まれていますので、便秘体質の方には積極的に摂っていただきたいところ。日本食はヘルシーだとよくいわれますが、白米を食べる現代の日本食では、食物繊維は意外に不足しがちなんですね。腸に食物をため込むメリットなんて一つもありませんから、栄養吸収をよくするためにもたっぷりの食物繊維を摂って満足し、きちんと排せつするという習慣を目指しましょう。そういうリズムができてしまえば、意識せずともコンビニ食が減っていきますよ。

日本人の1日あたりの食物繊維の摂取量の変化

年々、食物繊維の摂取量は減っている。妊活期の女性であれば1日、20 gは摂取したいところだが、日本人の食物繊維量は大幅に下回っています(ちなみに20代女性の平均は11.5 g、30代女性で12.6 gなので、妊活適齢期女性は不足している)。

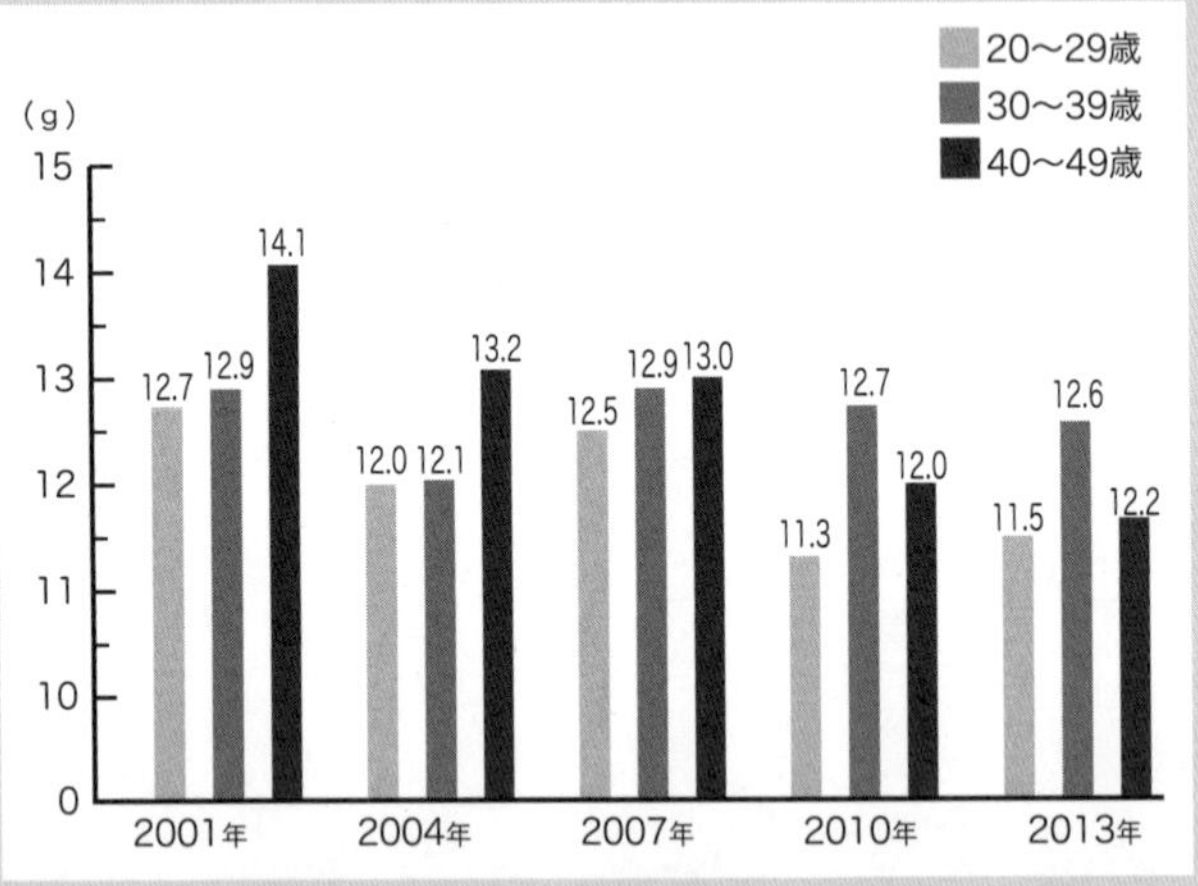

厚生労働省ホームページ 国民健康・栄養調査 栄養摂取状況調査より

「私に何が足りないか」が、分かりません！

一週間でいいので「食事メモ」を取ってみて

フランスの美食家の有名な言葉に「何を食べているか言えば、あなたがどんな人か当ててみせる」というものがあります。食事というのは要は「その人の毎日の習慣」なので、その人そのものを表すんですね。食べ物にも食べ方にも好みがありますし、仕事などのライフスタイルによって食べる時間や行くお店も変わってくる。食に働きかけるというのは、そんなライフスタイルを少しずつ変えていく、ということなんです。

ですから「バランスのいい食事はこれですよ」とお伝えすると同時に、その方の食べ癖、好みのアンバランスを指摘するのも私の大切な仕事です。この本を手に取ってくださった方は、ぜひ時間のあるときに「今日食べた物」を書き出す週をもうけてみてください。それを眺めていると、自分の食べ癖がいや応なしに浮き彫りになります。

クライアントさんに直接指導をするときには、もちろん私がチェックしますが、本人が気付かないと意味がないので、まずはご自身にそのリストを見てもらいます。そうすると「私、肉ばかり食べてる！」とか「一週間、海藻ってまったく食べてないんですね」など、皆さんご自身で気付かれることがほとんど。この〝気付き〟は妊活やダイエットにおける大切な一歩です。

書くのが面倒という方は、携帯のカメラで撮影するのでも構いません。「食べた物をすべて写真に撮る」と、一目瞭然なのではっとするはず。しかも、写真に残ると思うといい意味で見えを張るので「マドレーヌ2つ食べたいところだけど、一つで我慢しよう」とか「サラダも付けておかなくちゃね！」という自分センサーが働き始めます。

まずは「現在の自分の食事」を冷静に、一歩引いた目で眺めること。そうすると自然に、妊娠につながる食生活へと変えていくことができるはずです。

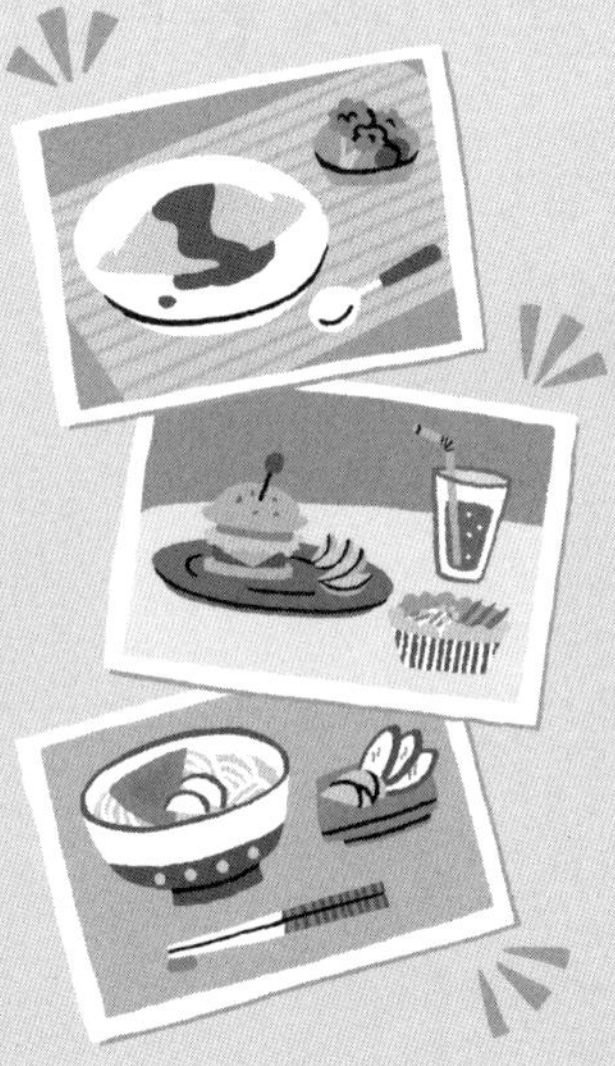

〝妊活食〟で出産したママたちの声

岡田先生のセミナーに通っていた生徒さんたちの"妊活食"の声を紹介しましょう!!

残業続きでヘトヘト…そんな私でもできた〝妊活食〟!

妊活歴半年 36歳

超多忙を極める代理店勤務で、夫と顔を合わせるのは週末のみ。外食かコンビニ食、総菜パンなどばかりの毎日でした。そろそろ妊娠もしたいし、メタボ気味な夫の健康も気になるし……ということで、夫婦でスタートしたのは「平日１日、週末１日は自宅で晩ご飯」。最初は夫とケンカしながらの調理でしたが、３週間目くらいでちょっと楽しくなってきて。調味料を増やしたり、ストックした余りを朝ご飯として食べたりと、ヘルシーな食が増えました。それが功を奏したのか、始めて半年ほどで妊娠。まずはライフスタイルをちょこっと変化させるのが、妊活食をうまく続けられた秘訣《ひけつ》かなと思います。

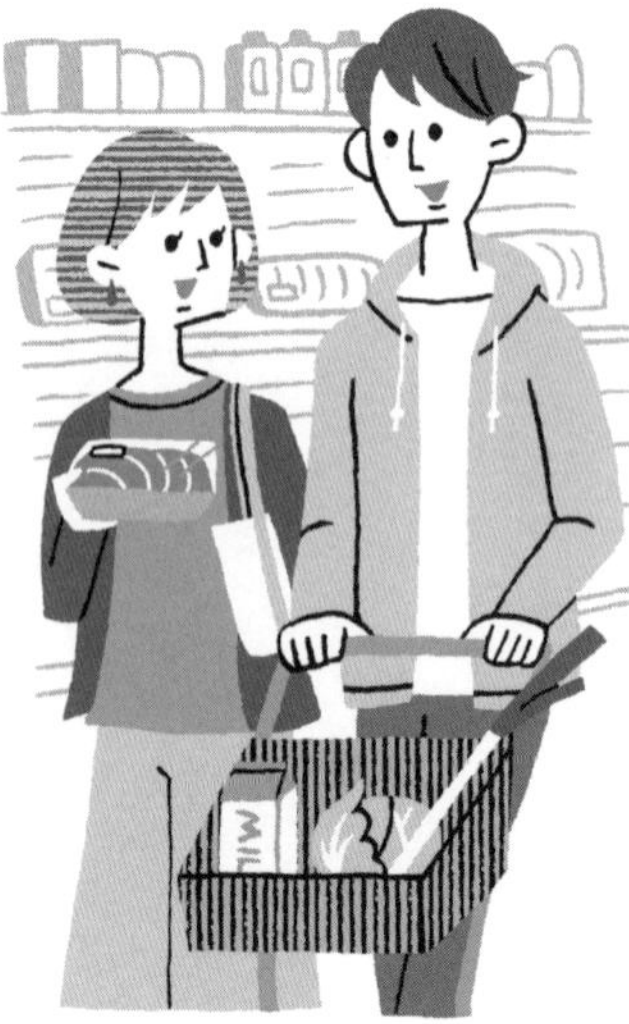

30代後半の駆け込み出産。食とリラックスがポイントに

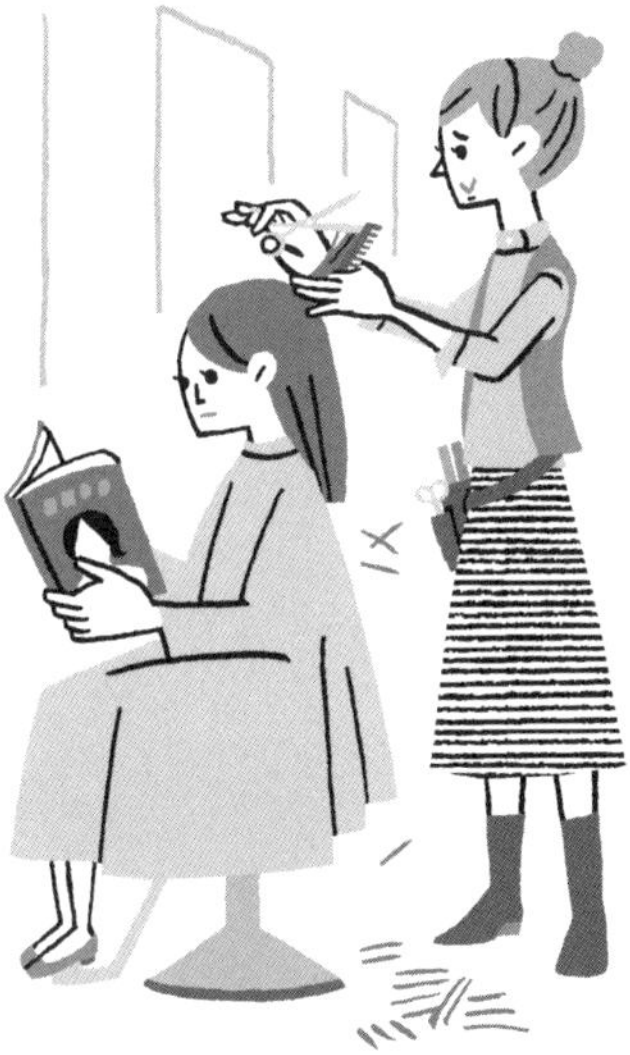

妊活歴1年 38歳

ずっと美容師をしていたのですが、立ち仕事でつらく、年齢的にも妊活のラストチャンス！と思ってやめたのが37歳のとき。専業主婦になって、久しぶりに包丁を握るところからスタート。それまでほとんど取らなかった魚や乾物を取り入れるようになって、体調も安定して疲れにくくなりました。「そろそろ不妊治療を始めるべき？」なんて思った1年後、自然妊娠。食とリラックスの威力は大きいと実感！

長かった〝ふたりめ不妊〟に妊活食でピリオド

妊活歴2年 40歳

長男を授かってから6年。「二人目ほしいな〜」と思いつつ30代後半に。生理周期も乱れてきて、「早くも更年期？」なんて思いつつ、健康にもいいだろうと妊活食をすることに。子供向けご飯ばかりだったのを改め、牡蠣やレバーなどもちょこちょこ摂るように。二人目を自然妊娠できたのは、そんな食の変化も大きかったかなと思います。

レシピ編～手軽に毎日続けられるのが妊活食の基本

Step1

市販の素材を活用する

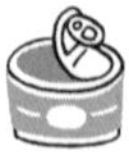

▼▼缶詰を活用する

おうちの自炊のハードルを下げてくれる頼もしい味方としてぜひ活用してほしいのが、缶詰です。特に、自宅で処理をするのが面倒なお魚は缶詰を活用するのがお勧め。牡蠣やサバ、サンマなど妊活向きの栄養を手軽に摂ることができます。ただ煮ただけの水煮なら料理に活用できますし、最近では〝缶つま〟と呼ばれる

「開ければすぐに食べられるおつまみ」も充実しています。良質な栄養を少量ぱっと摂ることができますし、コンビニで手に入りやすいのも魅力。そのまま食べてもいいですし、ひと手間加えるとなかなか豪華なメニューができますので、家に何個か常備してください。

Recipe

サバ味噌《みそ》煮丼（1人分）

〈このレシピで摂れる 妊活栄養素〉タンパク質、炭水化物、オメガ3

〈用意するもの〉

冷凍ご飯… 1人分

卵…1個

サバ味噌煮缶…1缶

野菜…適宜（冷凍ホウレンソウやキノコなど、あるものでOK）

〈作り方〉

❶卵をボウルに溶いておく。野菜を一口大に切る（すでにカットしてある冷凍野菜の場合はそのままでOK）。
❷鍋にサバの味噌煮缶と一口大の野菜を入れて1～2分煮る。
❸野菜がしんなりしたら電子レンジでご飯を温め始める。溶いた卵を②に入れ、軽く混ぜたらすぐ火を止める。
❹温めたご飯に③をのせる。味付けも不要な簡単丼の出来上がり。

Recipe

牡蠣パスタ（1人分）

〈このレシピで摂れる **妊活栄養素**〉炭水化物、亜鉛

〈用意するもの〉

牡蠣のアヒージョ（またはオイル煮缶）…1缶
野菜…適宜（ミズナやホウレンソウなどの青菜が良いが、他でもOK）
パスタ…1人分　塩、こしょう…少々

〈作り方〉

❶大きめの鍋にたっぷりのお湯を沸かし、塩（分量外）を入れてパスタをゆで始める。野菜を一口大に切る。

❷①のお鍋とは別のフライパンに牡蠣のアヒージョを入れて強火で熱し、オイルが温まったところで野菜を入れて軽く炒める。

❸パスタがゆで上がったらざるに取り、②のフライパンに入れてさっと混ぜて塩、こしょうで味を調えて出来上がり。

★変化を付けたければ、赤唐辛子やゆずこしょうを加えると大人味に。

Recipe

レバーと野菜のオイスターソース炒め（2人分）

〈このレシピで摂れる妊活栄養素〉鉄、葉酸、亜鉛

〈用意するもの〉

味付き鶏レバー…2缶　（もしくは焼き鳥のレバー串4本）

タマネギ…1／2個
モヤシ…1袋
小松菜…1／2束（ホウレンソウでもOK）
オイスターソース…大さじ1
ゴマ油…大さじ1
塩、こしょう…少々

〈作り方〉

❶タマネギはざく切り、小松菜は5センチくらいの長さに切る。モヤシは洗って、水気を切っておく。

❷フライパンにゴマ油を熱し、タマネギを炒める。しんなりしてきたら、鶏レバーとモヤシ、小松菜を入れて1分ほど炒め合わせ、オイスターソースを加えてさらに1分炒める。

❸塩、こしょうで味を調える。

★緑色の野菜を入れると葉酸が摂れる。

豆を活用する

良質なタンパク質と食物繊維が詰まった豆は、栄養の宝庫。アメリカ人の方が日本人より食物繊維を摂れている理由の一つにも、メキシカン風のメニューやサラダで豆をたっぷり食べるから、というのがあります。

また、豆には妊活に必要な葉酸、亜鉛、鉄も多く含まれています。クライアントさんにお勧めすると「豆って煮るのが難しいんでしょ？」なんてよく言われますが、とんでもない。豆の水煮缶やドライパック（水を加えず、真空状態で素材の水分だけで蒸し上げたもの。缶やパックに入っています）ならそのまま食べられるのでお手軽！　カレーやスープに加えれば栄養価がアップしますし、常備しておいて損はありません。ここではすぐに食べられるサラダレシピと、お勧めの作り置きレシピをご紹介します。

Recipe

お豆とひじきの炊き込みご飯（おにぎり約10個分）

〈このレシピで摂れる**妊活栄養素**〉タンパク質、炭水化物、葉酸、亜鉛、鉄

〈用意するもの〉

大豆水煮、もしくはドライパックの大豆…1缶（約100g〜120g）

ヒジキ缶詰（ドライパックでもOK）…1缶（約50g）

お米…3合

めんつゆ（濃縮タイプ）…大さじ6

〈作り方〉

❶お米をとぐ。

❷①にめんつゆを入れ3合分の目盛りまで水を入れる。

❸②に大豆、ヒジキを加えて混ぜ合わせた後、炊く。

★余ったらラップに包んでおにぎりにしておくと、忙しいときの簡単ご飯にぴったり。余裕があれば、刻んだニンジンや生姜、ネギなどを混ぜるとさらに美味。

Recipe

大豆とツナのサラダ（2人分）

〈このレシピで摂れる妊活栄養素〉タンパク質、ビタミンE、葉酸、亜鉛、鉄

〈用意するもの〉
大豆水煮缶（またはドライパック）…1缶（約100g〜120g）
ツナ缶…1缶（約100g）
オリーブオイル…大さじ1
塩、こしょう…少々

〈作り方〉

ボウルに材料を全て入れ混ぜ合わせるだけ！

お好みで、タマネギのみじん切りやパセリ、ちぎったハーブ（バジル、ディル、コリアンダーなどなんでも）を加えるとおもてなし向きの1品に。

Step2

ストック上手になる

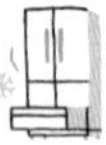

▼▼冷凍庫を活用する

この本を読んでくださっている皆さんは、冷凍庫に何を入れてますか？　まさか「氷とアイスしか入ってない」なんてことはありませんよね？　というのも、自宅で食による妊活をするには、冷凍庫を活用するのがいちばん手っ取り早いから。P.160で詳しくお話ししますが、私の自宅の冷凍庫はいつも野菜や肉、魚介などの食材がぎっしり。料理をするときはもちろん、買ってきたものをちょっとグレードアップさせたいとき、疲れて帰って何も作りたくないときも、まず冷凍庫をのぞきます。そこにはホウレンソウ、ブロッコリー、カボチャなどがあるのだから、最悪、それをレンジでチンしてポン酢をかければ簡易サラダに。これなら簡単でしょ？

こういった野菜は自分でストックすることもありますが、市販の物もよく利用します。「冷凍野菜って栄養価が落ちそう」なんて声もよく聞きますが、とんでもない誤解です。市販の冷凍野菜（国産野菜がお勧め）は、その素材が旬でたくさん収穫できるとき（つまり、価格が安いときですね）に作られることが多いんです。旬なのでオフシーズンに育ったものよりもはるかに栄養価が高い瞬間をぎゅっと冷凍しています。心配せず、冷凍庫にガンガンストックして活用してください。

また、ハーブ類を冷凍しておくと出来合いの物にちょっと振りかけて香りを楽しめるので、家で食事する楽しみが広がります。乾燥ハーブより色も香りもフレッシュなので、ぜいたくな気分に浸れますよ。

COLUMN

自宅で冷凍野菜を作るには？

市販の冷凍野菜で構いませんが、材料を余らせてしまったときなどにこの冷凍テクニックを知っておくと便利です。素材によって、そのまま冷凍できるものと軽く下ゆでした方が良い物があります。いずれも、密閉できるビニール袋に入れて急速冷凍すれば、自宅で作った物でも1～2カ月はもちます。

ステップ❶ そのまま冷凍

パセリ、バジルなどのハーブ類（凍ったら袋の上からもむだけでパラパラに！）

ステップ❷ 切って冷凍

キノコ類（根元は切り落とし、手でほぐす）、トマト（一口大にカット）、ネギやショウガ、ニラ、パセリなどの香味野菜（みじん切りにして小分けに）など。

ステップ❸ 切ってゆで、水気を切って冷ましてから冷凍

ホウレンソウなどの葉野菜、ピーマン、カボチャ、ジャガ芋、モヤシ、タマネギ、ニンジン、ブロッコリー、レンコン（酢水でゆでる）など。

★炊きたてのご飯もこの要領で、お茶わん一杯分をラップに包んで急速冷凍する。冷めた物ではなく、炊きたての物を冷凍するのがポイント。

Recipe

巣ごもり卵（1人分）

〈このレシピで摂れる妊活栄養素〉タンパク質

〈用意するもの〉
卵…1個
冷凍野菜…適宜
塩、こしょう…少々

〈作り方〉
❶好きな冷凍野菜をココットなど深めの器に入れて軽く塩、こしょうをふり、ふわりとラップをかけて電子レンジで温め、解凍する。
❷①を取り出して全体を混ぜ、中央をくぼませて卵を割り入れる。
❸②を電子レンジで1分ほど加熱し、半熟になったら出来上がり。

Recipe

ひき肉とカボチャのリゾット（2人分）

〈このレシピで摂れる**妊活栄養素**〉タンパク質、炭水化物、ビタミンE

〈用意するもの〉

ひき肉…50g
好きな冷蔵庫や冷凍庫にある野菜…50g
冷凍カボチャ…一口大の物4個
冷凍ご飯…1人分
オリーブオイル…大さじ1
塩、こしょう、粉チーズ…少々

〈作り方〉

❶鍋にオリーブオイルを熱し、ひき肉、冷蔵庫や冷凍庫にある野菜に塩、こしょうをして炒める。
❷①に水200cc（分量外）と電子レンジで温めた冷凍ご飯、冷凍カボチャを

入れ、全体を混ぜ合わせながら水分がなくなるまで煮る。
❸塩、こしょうで味を調えてお好みで粉チーズをかける。
★カボチャ以外の野菜は冷蔵庫や冷凍庫にあるもの何でもＯＫ

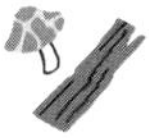

▼▼乾物をストックする

わが家のキッチンには、「乾物専用」の引き出しが1つあります。そこにはワカメ、切り干し大根、昆布、塩昆布、干しシイタケ、ヒジキなど、渋い食材がぎっしり入っています。こういった乾物は日持ちもしますし、干すことでぐんと栄養価が上がります（※）。しかも多くの場合は細かくなっているので、包丁やまな板なしで手軽な一品を作れるなどいいことずくめです。最近では、水戻し不要のヒジキや、缶詰、ドライパック、スライスした干しシイタケなども販売されているので、賢く活用していきましょう。

※同じ重量の生シイタケと干しシイタケの栄養を比較すると、干しシイタケの方が鉄が約6倍、亜鉛が約6倍、ビタミンＤが約8倍、葉酸が約6倍多いなど歴然とした差があります。

クライアントさんの話を聞いていると、今の妊活世代は乾物を使うのがとても苦手なよう。でも、慣れてしまえばこれほど簡単で便利な物はないので、ぜひ試しに1つ2つ、手に取ってみてください。

Recipe

干しシイタケと切り干し大根のポン酢漬け

〈このレシピで摂れる**妊活栄養素**〉ビタミンD、鉄

〈用意するもの〉

干しシイタケ（スライス）…1袋（約50g）
切り干し大根…1袋（50g〜100g）
ポン酢しょうゆ…適宜

〈作り方〉

❶干しシイタケと切り干し大根をボウルに入れ、さっと水洗いし、水気を切っ

ておく。切り干し大根が長い場合はキッチンばさみで一口大に切る。
❷①をビニール袋に入れ、ポン酢しょうゆをひたひたになるまで注いでよくもみ、冷蔵庫に置いてなじませる。半日ほどすれば食べ頃に。
★お好みで、七味やゆずこしょうなどを加えても美味。

Recipe

キャベツとヒジキの塩昆布サラダ

〈このレシピで摂れる妊活栄養素〉鉄

〈用意するもの〉

キャベツ…3～4枚
ヒジキ缶詰（ドライパックでもOK）…1缶（約50g）
塩昆布…2つまみ
ゴマ油…大さじ1
しょうゆ…少々

〈**作り方**〉

❶キャベツを手で食べやすい大きさにちぎる。

❷①をビニール袋に入れ、ヒジキ、ごま油、しょうゆ、塩昆布を加えてキャベツがしんなりするまでよくもんで味をなじませる。半日ほどすれば食べ頃に。

★お好みで、ショウガや大葉を加えても美味。

▼▼スープをストックする

仕事が立て込んでいるとき、私は週末に〝スープの作りだめ〟をします。大きなお鍋にたっぷりのスープがあれば、あとはご飯とパンでも大丈夫。冷蔵庫に残っていた野菜をまとめて整理しちゃう感覚で作ればいいのですから簡単。冷凍野菜のストックがあれば、包丁やまな板すら使わずできちゃいます。岡田家の定番ストックスープ（妊活に必要な栄養素がたっぷり摂れます！）をご紹介しますが、はっきり言って材料は何でもOK。余った野菜をどんどん煮込んで、たっぷり食べてください。

Recipe

妊活スープ

〈このレシピで摂れる 妊活栄養素〉タンパク質、ビタミンE、ビタミンD、鉄、葉酸、亜鉛

〈用意するもの〉

アサリ水煮…1缶（約100g）
ホタテ貝柱水煮缶…1缶（約100g）
干しシイタケ（スライス）…1袋（約50g）
冷蔵庫や冷凍庫にある野菜…約200g
豆乳（無調整）…200cc
水…400cc

オリーブオイル…大さじ1
塩、こしょう…少々

〈作り方〉

❶野菜は食べやすい大きさに切る。
❷鍋にオリーブオイルを熱し、①を塩、こしょうして炒める。
❸②に水、さっと洗って水気を切った干しシイタケ、アサリ水煮缶、ホタテ貝柱水煮缶を汁ごと入れ中火で10分煮る。
❹③に豆乳を入れ、ひと煮立ちしたら出来上がり。

Step 3

味付けも栄養にする

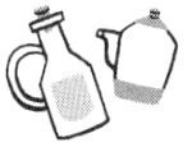

お気に入り調味料を見つける！

自宅での料理は手間もお金もかけず、なるべく簡単に済ませたいもの。でも、だからこそ、調味料はきちんとした物を買うべき。おしょうゆやポン酢しょうゆ、オリーブオイル、味噌などの調味料がおいしければ、ゆで野菜にさっとかけるだけでおいしいごちそうになります。昆布やかつお節からだしを取るのは面倒でも、ちょっといいだしパックがあれば、料理上手になったかのような気分で料理ができます。そう、いい調味料は、料理スキルのなさを埋めてくれる頼もしいサポーターなんです。しかも、かつお節ならビタミンD、昆布なら食物繊維など、調味料そのものが栄養源になってくれることも。「だしを取る」と思えばハードルが高いですが、「そのまま食べられ、味に深みも出る栄養源」となれば、取り入れる価値ありです。
まずは1つでいいので「これはおいしい！」というものを見つけてください。家で何か食べようかな、というモチベーションがアップすること間違いなしです。

Recipe

味噌玉の簡単スープ（1人分）

〈このレシピで摂れる 妊活栄養素〉 ビタミンD

〈用意するもの〉
味噌…100g
だしパックの中身…1袋

〈作り方〉
❶味噌をボウルに取り、だしパック1袋分を加え、良く混ぜる。
❷①を大さじ1ずつ丸め、ラップにくるんで冷蔵庫で保存する。（味噌玉）
❸味噌玉をおわんに入れ、お湯を注げば簡易みそ汁の出来上がり。好みで乾燥

ワカメや冷凍ネギなどを入れるとさらに便利に。

★余裕があれば、味噌玉をトースターかグリルで軽くあぶり、表面を焦がすと香ばしく、また日持ちする。

Recipe

緑野菜のおかかごま和え（2人分）

〈**このレシピで摂れる妊活栄養素**〉葉酸、ビタミンE、ビタミンD

〈**用意するもの**〉

緑色の野菜（ホウレンソウ、小松菜、ピーマン、グリーンアスパラガス、ブロッコリーなど）…適宜

すりごま…大さじ1

かつお節…1パック

めんつゆ（濃縮タイプ）…大さじ2

〈**作り方**〉

❶フライパンに緑色の野菜を入れめんつゆを回しかけ、フタをして火が通ったらすりごまとかつお節をかけよくあえる。

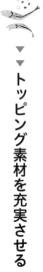

▼▼トッピング素材を充実させる

わが家では、何かを食べるときにそのままということがあまりありません。いただきますの瞬間に「あ、ちょっと待って。お浸しにかつお節かけたいわよね」「このサラダ、ナッツとしらす干しを混ぜるとおいしそうじゃない？」といった具合で、何かをトッピングさせることがしばしば。市販のものでも味に変化がつきますし、何より栄養価がアップするのがうれしい。

というわけで、かつお節やごま、ノリ、しらす干し、ナッツ類は常にストック。何にでも振りかけて、ビタミンやミネラルを充実させています。特に納豆は、2章でご紹介したタンパク質や葉酸、亜鉛、鉄が豊富な妊活のための食材な

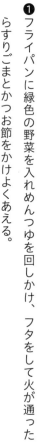

ので毎日のように食卓に登場します。そんなときも、トッピング食材があると味に変化が付くので欠かせません。

Recipe

しらす納豆トースト（1人分）

〈このレシピで摂れる妊活栄養素〉炭水化物、タンパク質、ビタミンD、葉酸、亜鉛、鉄、ビタミンE

〈用意するもの〉

食パン…1枚
納豆…1パック
しらす干し、すりごま、砕いたナッツなど…適宜
とろけるチーズ…適宜
バター…少々

〈作り方〉

❶食パンにバターを塗る。

❷納豆にしらす干し、すりごま、ナッツなどを混ぜ合わせて食パンにのせる。チーズをのせてオーブントースターで焼く。

★お好みで一味唐辛子や練り梅をのせても美味。

山王病院院長
堤先生からの

妊活アドバイス⑦

輝く女性とリプロダクティブ・ヘルス

リプロダクティブ・ヘルスという言葉をご存じでしょうか。平たく言えば、「女性は自分の産みたい時に産み、産みたくない時には産まないことが当然の権利である」ということです。「男女共同参画社会」で女性の活躍の場が広がり、安倍首相のおっしゃるように、輝く女性が日本の未来を明るくします。それに伴い、結婚年齢、妊娠出産年齢が上昇し、卵子の加齢などリプロダクティブ・ヘルスの立場からみると、多少不安材料も生じています。

生殖医療はリプロダクティブ・ヘルスを守る大きな力です。日本では年間103万人の子供が生まれますが、24人に1人(4.1%)が体外受精の恩恵を受けています。タイミングよく卵子と精子を体外で出会わせ、場合によっては卵子に精子を注入(顕微授精)し、子宮に戻します。妊活を始めるに当たって、いざとなればその手もあると知っていれば心強いと思いますが、いかがでしょう。

リプロダクティブ・ヘルスを守るもう一つの手段が、内視鏡手術です。子宮筋腫や子宮内膜症は不妊の原因になります。皮肉なことに妊娠は筋腫や内膜症の発生を抑える働きがあるので、現代女性のライフスタイルの変化は、これらの病気を増やしています。従来の開腹手術では、1週間以上の入院が必要でしたが、内視鏡では1から3日ほどで、早期の社会復帰も可能です。

根本的には、社会が変革し、女性が活躍しつつ、安心して妊娠、出産、育児ができる体制を整える必要がありますが、しばらくは産婦人科医を味方に、妊活に取り組んでください。

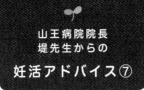

おわりに

最後までお読みいただきありがとうございました。

私自身、30代後半から「妊活」を始めたのですが、もっと早くから「女性の体」についての知識があれば、結婚してすぐに「妊娠」を考えていたと思います。

けれど現代では、女性も社会進出するようになり、私もそうでしたが20代後半や30代は仕事が楽しかったり、勝負の時期でもあります。少し仕事が落ち着いてからと考えていると、あっという間に30代後半、40代に。妊娠の適齢期は過ぎ、慌てて病院へ駆け込むという方が増えています。しかし、病院通いが始まれば、仕事との両立が難しかったり、病院のあの独特な雰囲気にのみ込まれそうになったりと、焦りやストレスで心身ともに疲れてしまう方が多いのが現実です。

いつか赤ちゃんが欲しいと考えている女性であれば、そんな忙しい中でもいつでも取り組めることが「食の妊活」なのです。私のセミナーに参加される方の中にも、病院通いに疲れ果ててしまい、一から原点の「食事の妊活」を始めたいと受講される方も多くいます。

私は今までに延べ1万人以上の方への食事サポート実績がありますが、食事を改善することで体はもちろんのこと、心までも元気になった方をたくさん見てきました。妊活においてもセミナーがきっかけとなり、食事を見直して基礎体温や生理周期などが整い、「妊娠しました！」というご報告も多くいただいております。

「食事」は当たり前のように毎日することですが、何かきっかけがないと見直せるものではありません。私が「食」の講演や仕事をしていて感じることは、健康な方に「食の大切さ」を伝えることの難しさです。その反面、自身の食事について無頓着な方が多いことも実感しています。食は改善しても体の変化を感じるのに時間がかかることや、欲が強く出てしまう部分なので、病気になったり、何かきっかけがないと改善しようと思わないのが「食」なのです。もちろん、気を付けていらっしゃる方も多くいますが、残念ながらほとんどの方が間違った知識で実践されているのです。

「妊活」といわれる妊娠するための準備期間は、食事を見直すとてもよいきっかけです。妊活時に食事を見直すことができれば、お腹の中に赤ちゃんがいる妊娠時はもちろんのこと、出産後の体の回復にも役立ち、母乳育児や離乳食にも生かすことができます。また家族の食事を管理することにもつながり、一生ものの知識や習慣になるのです。

「妊活食」は特別な食事ではありません。ただ、毎日忙しくてちゃんと食事が摂れない方が多い中で、より効率のよい食材や食事の選び方、自炊の時短術などが自然と身に付き習慣化できれば、自身も赤ちゃんも喜ぶ体に近づきます。女性は欲張りなので、女性であり、ワーキングウーマンでありママでありと……全部楽しみたい方も多いのではないでしょうか？　全てを楽しく手に入れるためにも今からでも遅くはありません。今日から食事の見直しを始めて、本書の中で無理なくできそうなことから始めていくことが、妊娠につながる第1歩となります。

日本では、晩婚化や不妊人数の増加などの問題を抱えています。それに伴い少子化問題も叫ばれるこの現代に、拙著を通じて少しでも多くの方の「妊活」に貢献できればと思っております。

管理栄養士　岡田明子

著者：岡田明子（おかだ・あきこ）
1977年生まれ。管理栄養士。自身の13kgのダイエット成功経験を活かして「食べてキレイに痩せる」ダイエットメソッドを確立。ヘルスケア関連を中心にレシピ監修や商品開発、講演や執筆活動、テレビなどのメディア出演などを精力的に務めるほか、自身のダイエットや妊活、妊娠経験をもとに個人への食事サポートも行い個々の生活習慣に合わせた的確な指導に定評がある。食事アドバイスサポート実績は延べ1万人に及ぶ。
著書に『朝だから効く！ダイエットジュース』『美腸ダイエットジュース』がある。
HP　http://ns-labo.jp/　　ブログ　http://ameblo.jp/dietician-aki/

監修：堤　治（つつみ・おさむ）
1950年生まれ。医療法人財団順和会 山王病院院長。'76年、東京大学医学部医学科卒業。東京大学産婦人科教授を経て、2008年4月から山王病院院長に就任。東宮職御用掛として、雅子妃殿下のご出産を担当した。生殖医療全般を広く行う国内の不妊治療における専門家であり、中でも不妊に関係する子宮内膜症や子宮筋腫の腹腔鏡手術においての日本の第一人者。妊娠・出産の喜びを共有するために分娩にも立ち会うほか、産婦人科全般に関するセカンドオピニオンも行う。『山王病院　不妊診療メソッド』『山王病院の院長が教える
赤ちゃんが欲しいと思ったときに読む本』など著書多数。
http://www.dr-tsutsumi.jp

構成・文：高見沢里子
編　　集：中條　基（KADOKAWA）

妊娠できる体は食から
30代からの妊活食

2016年5月8日　第1刷発行

発行者　安本洋一

発　行　株式会社KADOKAWA
〒102-8177　東京都千代田区富士見2-13-3
電話03-3238-5460（営業）　電話03-3238-5464（編集）
http://www.kadokawa.co.jp/

印刷・製本　図書印刷株式会社
ISBN978-4-04-731449-8 C0077